北京市社会科学基金项目

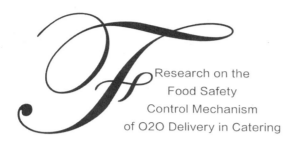

Research on the
Food Safety
Control Mechanism
of O2O Delivery in Catering

U0200590

餐饮O2O配送环节
食品安全控制机制研究

裴一蕾◎著

中国经济出版社
CHINA ECONOMIC PUBLISHING HOUSE
北 京

图书在版编目（CIP）数据

餐饮 O2O 配送环节食品安全控制机制研究／裴一蕾著
. －－北京：中国经济出版社，2023.10
ISBN 978 – 7 – 5136 – 7454 – 6

Ⅰ. ①餐… Ⅱ. ①裴… Ⅲ. ①饮食业 – 食品安全 – 安
全管理 – 研究 – 中国 Ⅳ. ①R155.6

中国国家版本馆 CIP 数据核字（2023）第 173596 号

责任编辑	邓媛媛
责任印制	马小宾
封面设计	华子图文

出版发行	中国经济出版社
印 刷 者	北京富泰印刷有限责任公司
经 销 者	各地新华书店
开 本	710mm×1000mm　1/16
印 张	14.5
字 数	209 千字
版 次	2023 年 10 月第 1 版
印 次	2023 年 10 月第 1 次
定 价	78.00 元

广告经营许可证　京西工商广字第 8179 号

中国经济出版社 网址 www. economyph. com 社址 北京市东城区安定门外大街 58 号 邮编 100011
本版图书如存在印装质量问题，请与本社销售中心联系调换（联系电话：010 – 57512564）

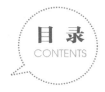

目 录
CONTENTS

1

绪　论

随着现代网络信息技术和餐饮行业的深度融合，网络餐饮行业迅速发展。尤其是近年来，随着万物互联的互联网格局逐渐覆盖和消费需求日益升级，餐饮O2O作为新兴消费模式，受到众多消费者的青睐，也给网络餐饮行业带来了广阔的发展空间。餐饮O2O线上线下相融合的发展模式促进了我国餐饮行业的发展。

1.1 研究背景和意义

1.1.1 研究背景

1.1.1.1 餐饮O2O行业特点新

相比传统餐饮行业，餐饮O2O（Online to Offline）行业有许多新的特点。一是方便快捷。消费者通过在网站、网络订餐手机客户端或者小程序上下单支付，相应地，餐饮商家就会根据线上订单的要求备餐，然后由配送员（骑手）接单、送单，在订餐平台上消费者还可以实时查询餐食的配送状态，包括配送员信息、距离配送点距离等。大大节约了消费者外出用餐时间，方便又快捷。二是信息直观。在网络订餐平台上，消费者通过宣传页面可以看到餐食照片、掌柜描述、外卖评价、优惠信息、搭配套餐等内容，更加便于消费者直观了解餐食的详细信息，并根据自己的偏爱口味进行下单。三是虚拟隐蔽。网络订餐第三方平台虽然提供了大量较为直观的餐食信息，但对于消费者而言，他们和餐饮商家、配送员之间存在严重的信息不对称。他们并不知晓实际的餐厅后堂环境卫生、食材采购与贮存、粗加工与烹饪、配送员配送环节等重要信息，也没有更多参考依据。

1.1.1.2 餐饮O2O行业社会关注度高

中国互联网络信息中心基于平台数据统计分析发布的第51次《中国互联网络发展状况统计报告》显示，截至2022年12月，我国网上外卖用户规模达到5.21亿人次，占网民整体的48.8%。在2020年突如其来的新冠肺炎疫情期间，网络餐饮为餐饮行业稳定发展提供了强有力的支撑，成为维持餐饮企业正常运转、稳定资金流的重要方式。随着我国经济活力的全面恢复以及外卖行业监管的进一步加强，外卖行业数字化水平不断提升，新消费趋势凸显，行业覆盖内容更加丰富多元。外卖行业蓬勃发展，在外卖业务收入、数字化水平、行业覆盖内容等方面呈现显著特点。一是餐饮外卖业务营收和会员数量增长显著。数据显示，2022年美团餐饮外卖单日订单量峰值突破6000万单。二是外卖行业数字化水平不断提升，对供、需两侧都产生重要影响。在供给侧，外卖平台、餐饮平台与品牌自建订单协同等线上点单方式，进一步拓宽了餐饮企业数字化发展空间，加速推动其向线上转移；在需求侧，外卖一人食、预制菜、自热食品等新消费需求的井喷式增长，推动了餐饮服务向家庭化的延伸。在餐饮O2O发展过程中，越来越多的新业态、新模式反映出了餐饮O2O的生态边界在不断扩大和发展。

1.1.1.3　餐饮O2O行业食品安全问题多

网络餐饮行业发展过快，餐饮O2O企业数量迅速扩张，互联网具有很大的虚拟性，使得通过网络订餐第三方平台订购一份外卖从加工到最后配送到消费者手中的所有环节都会存在或多或少的安全隐患。餐饮O2O食品安全在这一过程中会面临许多问题，无法得到有效的保障。餐饮O2O企业为了降低成本，提高收入，忽略企业经营食材质量、店面卫生、加工程序等环节，导致出现大量非正规和不规范的经营企业。外卖包装没有密封，送餐过程中配送员偷吃餐食等食品安全问题频发。

餐饮O2O行业的食品安全问题引起了公众的广泛关注。2016年3月15日，中央电视台曝光了某主流外卖平台存在对商家的虚假认证和虚假宣传问题，默认商家上传虚假的加工场所照片、与实际经营状况不符的宣传照片，部分手续不全、经营环境恶劣的餐饮商家获得了平台认证，甚至很多无照无证经营的黑作坊入驻平台；2017年，媒体曝光了又一大型外卖平台上出现了很多根本不存在实体店面的餐饮商家；2019年3月，出现了被全网关注的外卖员偷吃顾客餐品事件。由于网络订餐所使用的餐品包装没有密封，在送餐过程中，外卖员打开餐品并吃掉了一部分，然后将剩余餐品送到订餐者手中。2020 年、2021 年，媒体曝光外卖员配送超时且态度恶劣，将餐食直接扔向顾客；送餐员因顾客拒绝餐食放电梯，外卖被吐口水。这些食品安全问题不仅给消费者造成损失，也给整个餐饮 O2O 行业的发展带来极大的负面影响。

1.1.1.4　餐饮 O2O 行业监管挑战大

餐饮 O2O 行业的蓬勃发展，给整体行业监管工作带来巨大挑战。针对网络餐饮服务第三方平台责任落实不到位，对入网餐饮服务者审查把关不严；部分入网餐饮服务者的食品安全意识不强、经营管理水平有限、经营条件较简陋，食品安全存在隐患；与传统餐饮服务的一手交钱一手交货相比，网络餐饮服务由于经营主体和经营环节增加，涉及信息发布、第三方平台、线上线下结算、餐食配送等，法律关系更加复杂；因网络餐饮的虚拟性和跨地域特点，对行政管辖、案件调查、证据固定、行政处罚、消费者权益保护等监管难度较大。2017 年 11 月 6 日，国家食药监总局令第 36 号公布《网络餐饮服务食品安全监督管理办法》（以下简称《办法》），并从 2018 年 1 月 1 日起施行。《办法》强调送餐是网络餐饮服务中的重要一环，对送餐人员和送餐过程均提出了明确要求。2018 年 3 月，我国加大对食品安全监管力度，将原有管理、检疫、监督三方面机构进行重组，减少健康管理分支，利于形成体系化管理，最终组建国家市场监督管理总局，从整体治理角度出发，实现食品健康和安全的全链路环节监控与管理。2020 年 10 月 23 日，根据国家市场监督管理总局令第 31 号修订，国家市场监督管理总局公布了《网络餐饮服务食品安全监督管理办法（2020 修订）》（以下简称《办法（2020 修订）》）。《办法（2020 修订）》对网络平台责任落实、商家入驻资质、餐饮食品安全、送餐人员规范以及各方责任与义务进行了规定。此次修订突出了平台和入网餐饮服务提供者的责任。

1.1.2　研究意义

1.1.2.1　理论意义

目前，我国大部分关于网络餐饮食品安全控制的研究，主要聚焦在政府层面的食品安全监管模式、方法、体制、理论等方面，或者是针对传统餐饮服务食品安全监管的探讨，而有关餐饮O2O配送环节食品安全控制理论层面的研究相对较少。然而，相比政府单一主体对网络餐饮食品安全监管，餐饮O2O配送环节所涉及的主体更多，因此所引起和出现的相关食品安全问题更受关注。大量研究表明，餐饮O2O配送环节中很多安全问题与政府相关部门监管举措，以及物流配送团队食品安全保障密切相关，需要将政府监管部门、物流配送团队两个主体引入餐饮O2O配送环节食品安全链中，探究其交互作用。

本研究以多中心治理理论、信息不对称理论为基础；基于餐饮O2O配送环节食品安全问题，提炼了餐饮O2O配送环节食品安全影响因素；构建了由政府监管部门、餐饮O2O平台、餐饮O2O企业、物流配送团队、用户五方实体构成的安全链；基于系统动力学、演化博弈模型、区块链等方法，构建了餐饮O2O配送环节食品安全控制机制；从餐饮O2O平台、餐饮O2O企业、物流配送团队、媒体和政府五方主体视角，提出了餐饮O2O配送环节食品安全保障方案与对策。本研究通过运用相关理论并结合实践，验证了多中心治理理论、信息不对称理论等公共管理理论在餐饮O2O配送环节食品安全控制领域应用的正确性和可行性，丰富了餐饮O2O配送环节食品安全控制领域的理论研究。

1.1.2.2 现实意义

餐饮O2O这种新兴的餐饮模式涉及生产、加工、包装、配送等多个环节，任何一个环节出现问题，都可能给消费者造成非常严重的危害和损失。本书以餐饮O2O配送环节食品安全为研究对象，确定餐饮O2O配送环节食品安全的影响因素；基于食品安全链，构建餐饮O2O配送环节食品安全控制机制，并在实践方面提出可行性建议和对策，具有一定的现实意义。

一是有利于保护消费者身体健康和生命安全。食品安全是民生之本，关系到每一个消费者切身利益，也关系到社会和谐稳定。党中央、国务院高度重视食品安全问题，2021年"十四五"规划纲要提出，严格食品药品安全监管，加强和改进食品药品安全监管制度，完善食品药品安全法律法规和标准体系，不断加强和落实网络餐饮服务食品安全监管，以维护社会和谐稳定和保障民生安全。

二是有利于促进餐饮O2O行业健康有序发展。在数字化时代，消费升级，餐饮O2O行业飞速发展，行业的主体构成变得更加丰富，除了消费者这一主体外，还出现了餐饮O2O平台、餐饮O2O企业和物流配送团队等行业主体，涉及食物加工制作、包装、配送、用餐等多个环节及多种因素。它在给人们的日常生活带来极大便利的同时，还存在一定缺陷，存在一定安全隐患。因此，在餐饮O2O行业配送环节中及食品安全控制机制上，不断完善和维护消费者基本健康安全显得尤为重要和迫切。本书对配送环节餐饮O2O平台、餐饮O2O企业、物流配送团队、媒体和政府五方主体食品安全控制机制的构建和探索，有利于进一步规范行业运营。

三是有利于探索新的食品安全控制机制和食品安全保障方案与对策。探索多元共治的食品安全控制机制，能够带动餐饮O2O行业配送环节食品安全监管水平整体提升。为政府和相关管理部门制定餐饮O2O配送环节食品安全标准、餐饮O2O配送环节食品安全监管办法提供意见与参考。可以帮助政府和相关管理部门制定有效的食品安全和服务质量控制机制，从源头上对餐饮O2O平台、餐饮O2O企业、物流配送团队食品安全进行严格的把关和监控，进而有助于餐饮O2O平台、餐饮O2O企业、物流配送团队食品安全保障及服务品质提升，为餐饮O2O平台、餐饮O2O企业、物流配送团队发展提供更有效的政策支持和实践指导。从餐饮O2O平台、餐饮O2O企业、物流配送团队、媒体和政府五方主体视角，提出的餐饮O2O配送环节食品安全保障方案与对策，不仅能够提升餐饮O2O平台和餐饮O2O企业的服务质量和消费者的满意度，更能够增强餐饮O2O企业和物流配送团队自身安全意识，从而提升餐饮O2O行业整体水平，更有利于餐饮O2O行业更长久地发展。

1.2 研究内容和方法

1.2.1 研究内容

本书研究对象是餐饮 O2O 配送环节食品安全，构建餐饮 O2O 配送环节食品安全链；基于食品安全链，构建餐饮 O2O 配送环节食品安全控制机制；提出餐饮 O2O 配送环节食品安全保障的方案和对策。

本课题总体框架如图 1-1 所示。

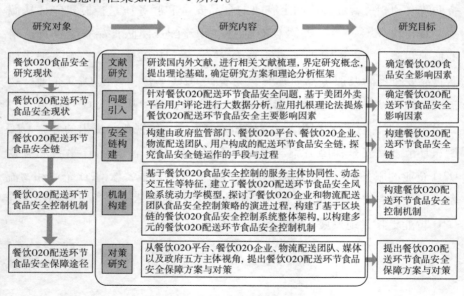

图 1-1　总体框架

本课题研究的主要内容如下：

1.2.1.1 餐饮 O2O 配送环节食品安全影响因素研究

本书使用八爪鱼数据收集器和 Python 程序分析了来自美团外卖平台的 59000 条客户评论，还用扎根理论法对 800 条差评进行分析，探讨了餐饮 O2O 配送环节食品安全的影响因素。根据分析结论，将餐饮 O2O 配送环节食品安全影响因素确定为餐饮 O2O 企业食品安全要素、餐饮 O2O 平台食品安全要素、物流配送团队食品安全要素三个方面，并进行适用性验证和调整。餐饮 O2O 企业食品安全要素包括餐品品质、包装材质、订单特殊备注三个变量；餐饮 O2O 平台食品安全因素包括商家资质监管、问题商家处理两个变量；物流配送团队食品安全因素包括配送员着装及健康情况、配送工具卫生情况、配送服务质量及时效性三个变量。

1.2.1.2 餐饮 O2O 配送环节食品安全链构建

本研究将政府监管部门、物流配送团队两个主体引入餐饮 O2O 配送环节食品安全链，安全链构成如图 1-2 所示。

在食品安全链中，各主体以餐饮 O2O 配送环节食品安全控制为中心形成了一条餐饮 O2O 服务控制链。政府监管部门直接监管餐饮 O2O 平台，通过制定相关法律法规、多种监督管理办法，确保餐饮 O2O 平台在配送环节食品安全。餐饮 O2O 平台是餐饮 O2O 配送环节食品安全控制的监管主体，通过审核机制、监管机制，对餐饮 O2O 企业进行食品安全审核控制和食品安全监管控制。餐饮 O2O 企业是餐饮 O2O 配送环节食品安全控制的源头，通过提供较高的餐品品质、餐品包装质量，确保从源头上控制餐饮 O2O 配送环节食品安全。在餐品传递交接时，餐饮 O2O 企业与物流配送团队密切配合、相互协调，以协同有序的方式来控制餐饮 O2O 配送环节的食品安全。在餐品传递的"最后一公里"，物流配送团队是餐饮 O2O 配送环节食品安全控制的关键，通过提高配送人员素质，确保配送工具完善、配送方式科学，为用户提供安全高效、高品质、高满意度的餐品和服务。用户在接受物流配送团队的餐品和服务后，通过多种渠道，将餐饮 O2O 配送环节中的食品安全问题，反馈给政府监管部门。以此，形成循环闭合的安全链。

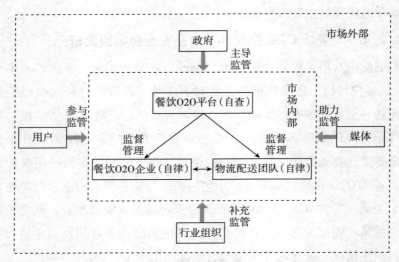

图1-2　餐饮O2O配送环节食品安全链

1.2.1.3　餐饮O2O配送环节食品安全控制机制构建

基于食品安全链，从政府监管部门、餐饮O2O平台、餐饮O2O企业、物流配送团队、用户等多方主体视角，引入多元主体的协同控制机制构建餐饮O2O配送环节食品安全控制机制。

运用系统动力学的方法，分析餐饮O2O配送环节食品安全控制过程中的风险形成原理，从餐饮O2O企业自身风险、物流配送团队配送风险、餐饮O2O平台监管风险、用户监管风险、政府部门监管风险五方面构建餐饮O2O配送环节食品安全风险指标体系，建立餐饮O2O配送环节食品安全风险系统动力学模型。研究发现：政府部门利用自身的风险监控制度，对风险进行有效的防控，能使餐饮O2O平台、餐饮O2O企业、物流配送团队、用户这四方主体面临的风险有所改善，不仅能够提升自身的监管效率和效果，还能够实现对餐饮O2O平台、餐饮O2O企业、物流配送团队、用户风险的有效控制。

从餐饮O2O平台干预的视角，采用演化博弈模型，分析了餐饮O2O配送环节食品安全链中餐饮O2O企业和物流配送团队食品安全协同控制机制，探讨了餐饮O2O企业和物流配送团队食品安全控制策略的演进过程、稳定策略及其影响因素，回答了在市场失灵情况下食品安全协同控制的实现条件。研究得出：餐饮 O2O 企业的食品安全预防水平和物流配送团队安全保障水平对于保障餐饮 O2O 配送环节食品安全至关重要。餐饮 O2O 平台有效干预能够弥补市场机制的缺陷，餐饮 O2O 平台的适度奖励能够帮助餐饮 O2O 企业和物流配送团队走出"低安全陷阱"，餐饮 O2O 平台的高额惩罚能够避免"搭便车"现象的发生，进而促使双方共同保障餐饮 O2O 配送环节食品安全。具体而言，当收益率较低时，餐饮 O2O 企业和物流配送团队采取高级控制策略的收益低于基本收益，此时，餐饮 O2O 平台应给予采取高级控制策略方足够的奖励以优化双方的食品安全控制策略选择；当收益率提高，溢出率也增加时，餐饮 O2O 平台应加大惩罚力度迫使双方进行食品安全协同控制。

基于区块链技术，构建了餐饮 O2O 食品安全多方协同控制机制。构建了基于区块链的餐饮 O2O 食品安全控制系统整体架构，该系统整体功能架构分为链上和链下两部分，链下部分包含物理信息采集层、网络通信层、链下数据存储层，链上部分则包含数据层、网络层、共识层、合约层、系统功能层、用户层。结合餐饮 O2O 食品安全控制系统的业务运行机理，构建了基于区块链的餐饮 O2O 食品安全多方协同控制机制，包括事前控制、事中控制和事后控制。研究表明：餐饮 O2O 食品安全协同控制机制的事前控制核心在于确保餐饮平台、O2O 商户以及送餐人员具备国家相关法律法规要求的资质，最大限度地降低平台和商户在餐饮业务资质以及入网审核中出现的风险。基于区块链的餐饮 O2O 食品安全控制机制的事中控制与事后控制在实现过程中，以餐饮 O2O 餐品生产、配送、消费等环节的信息可追溯为基础，其核心在于强化政府监管部门对餐饮 O2O 食品的监管，形成餐饮 O2O 行业的"穿透式"监管体系。

1.2.1.4 从餐饮 O2O 平台、餐饮 O2O 企业、物流配送团队、媒体以及政府五方主体视角，提出餐饮 O2O 配送环节食品安全保障方案与对策

从餐饮 O2O 平台视角，建立餐饮 O2O 平台与政府信息共享体系；加强对餐饮 O2O 企业的审核控制；加大科技创新力度以完善物流配送系统；

完善客户维权路径。

从餐饮 O2O 企业视角，实现餐饮全过程可视化；使用绿色、可回收包装，提升消费者环保意识；进行食品安全追溯管理；构建良好的食品安全文化。

从物流配送团队视角，采用 PPTI 安全管理体系、即时配送业务、LBS平台等现代化管理方式；采用外卖配送箱消毒管理系统、保温冷链技术、智能配送工具以优化餐饮 O2O 配送工具；进行健康检查和食品安全知识、服务标准和服务礼仪、配送安全等专业培训。

从媒体视角，加强对餐饮 O2O 食品安全的宣传教育；充分发挥对餐饮O2O 行业的监督作用。

从政府视角，将外卖封签、诚信经营等纳入法律法规，确立风险预防原则以完善餐饮 O2O 配送环节监管中的法律法规；通过制定餐饮商家使用的包装盒及一次性餐具的标准、完善配送环节的各项规定、明确网络经营准入的标准，建立统一的网络餐饮食品安全标准体系；从优化网络餐饮食品监管职能设置、完善餐饮 O2O 商家入网经营许可审批机制、推进落实"匿名抽检"制度、加强网络食品安全监管宣传体系建设、加强执法队伍建设、加强对配送方的监督等方面，加强政府自身监管体系建设；从利用大数据技术推进食品安全监管机制建设、构建食品安全追溯系统做好供应链的跟踪和溯源、深入推进"互联网＋"明厨亮灶工程项目建设等方面，实施网络餐饮安全智慧监管。

1.2.2 研究方法

1.2.2.1 文献研究法

在国家市场监督管理总局、北京市市场监督管理局、中国知网、维普数据库、万方数据库、Springer 数据库以及其他互联网渠道查找著作、期刊、论文、政府文件、政策文件、外文资料等，对搜集到的文献进行系统的分析，为进行课题研究做必要的资料及理论储备。在对食品安全监管理论、协同控制理论以及网络餐饮、餐饮 O2O 等相关文献进行梳理、归类和提炼后，发现前人的研究有未尽之处，从而确定本研究的切入点和框架，找到研究思路。文献研究将为本课题的研究思路、模型构建、问卷设计和统计分析奠定坚实的理论基础。

1.2.2.2 问卷调查法

餐饮 O2O 配送环节食品安全现状如何，餐饮用户有着最客观的感受，本研究采用书面问卷调查和"问卷星"网络问卷调查平台相结合的方式开展调查，调查问卷共设置 15 道题，分为三个部分，包括单选题、多选题和开放式回答。调查了解不同年龄层次、不同学历、不同职业的餐饮用户对北京市餐饮 O2O 配送环节食品安全现状的观点。依托中国电子商务协会、北京市餐饮行业协会，在餐饮 O2O 平台、餐饮 O2O 企业开展调研。数据的收集分为 3 个阶段：第一阶段为餐饮 O2O 平台、餐饮 O2O 企业访谈阶段，在 2021 年 3 月至 4 月，访谈了美团外卖、饿了么、饿了么星选、麦乐送、KFC 宅急送、必胜客宅急送、海底捞外送、专星送、到家美食汇、吉食送 10 家餐饮 O2O 平台和 15 家餐饮 O2O 企业的用户，为"餐饮 O2O 配送环节食品安全现状调查"问卷设计提供了依据；第二阶段为试调研阶段，在 2021 年 5 月 4 日至 18 日，对 50 名有网上订餐经历的北京高校师生及公司职员进行调研，根据调研结果对问卷进行了修订，并确定最终的调查问卷；第三阶段为正式调查阶段，在 2021 年 6 月 1 日至 30 日，对北京市 490 名高校师生及公司职员进行了调研，通过在各高校校园贴吧发放调查问卷、在餐饮 O2O 企业和各高校校园实地发放调查问卷、在餐饮 O2O 平台骑手送餐环节中对订餐用户发放纸质调查问卷等方式发放问卷，发放问卷和回收有效问卷分别为 490 份和 467 份，有效问卷率为 95.3%。争取能够得到客观真实的数据，进而深入了解餐饮 O2O 配送环节食品安全现状，发现北京市餐饮 O2O 配送环节食品安全存在的问题。

1.2.2.3 扎根理论法

本书使用八爪鱼网页数据采集器和 Python 程序，抓取分析了美团外卖平台的用户评论，并用扎根理论法分析了差评，得出了餐饮 O2O 配送环节食品安全的影响因素。通过八爪鱼软件进行数据采集，共获取美团外卖平台中食品安全的 59000 条用户评论。选取字符长度大于 3 的用户评论进行研究，将满足条件的 11458 条用户评论进行 Python 程序分析。通过分析得出餐品质量、配送服务质量是影响餐饮 O2O 配送环节食品安全的主要因素。在此基础上，采用程序化扎根理论进行深入分析。先对 600 条负面用户评论进行开放性编码，以开放性编码形成商家因素、配送团队因素和平台因素主范畴；然后进行选择性编码，得出了"餐饮 O2O 配送环节食品安全影响因素"的模型；最后用 200 条负面用户评论对理论饱和度进行检验。

1.2.2.4　系统分析方法

本研究采用系统分析方法来分析餐饮 O2O 配送环节食品安全要素。首先，从餐饮 O2O 食品安全控制链中餐饮 O2O 企业、物流配送团队、餐饮 O2O 平台、用户、政府五方主体视角分析了不同主体在餐饮 O2O 配送环节食品安全控制过程中所面临的风险。餐饮 O2O 配送环节食品安全控制过程中风险的形成是一个复杂的过程，除了受子系统风险影响外，各个风险子系统之间也存在交互影响。系统动力学基于系统行为与内在机制间相互紧密的依赖关系，可以透过数学模型的建立逐步发掘出产生变化形态的因果关系。构建基于餐饮 O2O 配送环节食品安全风险影响因素的指标体系，并建立餐饮 O2O 配送环节食品安全风险的系统动力学模型，分析餐饮 O2O 配送环节食品安全控制过程中的风险形成原理，从而为餐饮 O2O 配送环节食品安全的保障提供一定的理论依据。

1.2.2.5　归纳与演绎法

运用归纳与演绎法，基于食品安全链、餐饮 O2O 食品安全控制的服务主体协同性、动态交互性等特征，构建多元的餐饮 O2O 配送环节食品安全控制机制。基于各参与主体及控制机制的每个环节的关系和作用，探究保障餐饮 O2O 配送环节食品安全的措施。从餐饮 O2O 平台、餐饮 O2O 企业、物流配送团队、媒体以及政府五方主体视角，提出了餐饮 O2O 配送环节食品安全保障方案与对策。

1.3 研究技术路线

本研究分为理论研究和应用研究两个阶段。

在理论研究阶段，通过研读文献，应用文献研究法，确定研究方案和理论分析框架；通过问卷调查法，对餐饮O2O配送环节食品安全问题进行归纳总结，基于美团外卖平台用户评论进行大数据分析，应用扎根理论法，提炼餐饮O2O配送环节食品安全主要影响因素。

在应用研究阶段，通过系统分析法，构建由政府监管部门、餐饮O2O平台、餐饮O2O平台企业、物流配送团队、用户构成的餐饮O2O配送环节食品安全链，并探究各主体食品安全控制要素及其交互作用机理；基于食品安全链、餐饮O2O食品安全控制的服务主体协同性、动态交互性等特征，通过系统动力学法、动态博弈法、区块链技术构建多元的餐饮O2O配送环节食品安全控制机制；使用归纳与演绎法，从餐饮O2O平台、餐饮O2O企业、物流配送团队、媒体以及政府五方主体视角，提出了餐饮O2O配送环节食品安全保障方案与对策。

本研究的技术路线如图1-3所示。

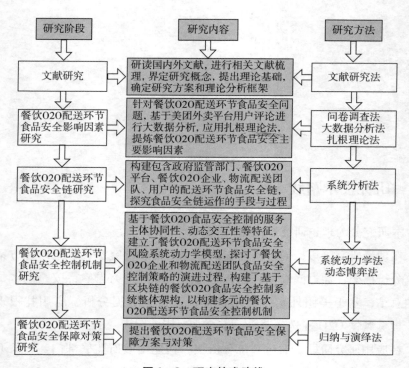

图1-3　研究技术路线

1.4 研究创新点

1.4.1 研究问题的创新

从全社会广泛关注的网络餐饮食品安全问题角度，探究餐饮O2O配送环节食品安全控制机制，为政府相关部门网络餐饮配送环节食品安全监管效果提升，以及餐饮O2O平台和餐饮O2O企业、物流配送团队配送环节食品安全保障，提供参考和指导。

1.4.2 研究视角的创新

从安全链视角，构建餐饮O2O配送环节食品安全链并探究其中各主体食品安全控制要素及其交互作用机理；从餐饮O2O配送环节食品安全控制主体及其核心要素视角，构建餐饮O2O配送环节食品安全控制机制。运用系统动力学的方法，分析餐饮O2O配送环节食品安全控制过程中的风险形成原理，从餐饮O2O企业自身风险、物流配送团队配送风险、餐饮O2O平台监管风险、用户监管风险、政府部门监管风险五方面构建餐饮O2O配送环节食品安全风险指标体系，建立餐饮O2O配送环节食品安全风险系统动力学模型。从餐饮O2O平台干预的视角，采用演化博弈模型，分析了餐饮O2O配送环节食品安全链中餐饮O2O企业和物流配送团队食品安全协同控制机制，探讨了餐饮O2O企业和物流配送团队食品安全控制策略的演进过程、稳定策略及其影响因素，回答了在市场失灵情况下食品安全协同控制的实现条件。运用区块链技术，构建了基于区块链的餐饮O2O食品安全控制系统整体架构，结合餐饮 O2O 食品安全控制系统的业务运行机理，构建了基于区块链的餐饮 O2O 食品安全多方协同控制机制，包括事前控制、事中控制和事后控制。为餐饮 O2O 配送环节食品安全监管效果提升提供全面支撑。

2

文献综述

2.1 国外研究现状

20 世纪 80 年代起，国外学术界将研究重心转移，开始运用各种理论对食品市场行为进行分析，并加强了对食品质量、食品卫生、食品营养与价值等问题的研究。

2.1.1 食品安全影响因素

2.1.1.1 环境因素对食品安全的影响

Hughes（2015）指出在食品安全领域的许多方面存在着市场失灵的现象。

GarcíaDíez Juan 等（2021）讨论了气候变化和变动性对现有和新出现的食品安全风险的影响，并提出了缓解和适应战略，以解决全球变暖和气候变化问题。

Oliveira Vidal Junior P 等（2020）研究了巴西巴伊亚州一个城市街头市场的贸易、食品安全和生牛肉质量问题。研究结果表明，肉类供应存在储存失败和不符合卫生要求的情况，这构成了对消费者健康的危害，不符合农产品出口国的模式。

Sha Y 等（2020）探究了影响食品安全风险的外部因素，分析了不同规模餐馆的发展和人口密度对食品安全检查结果的影响。利用 2017 年和 2018 年的食品安全违规数据，将中国甘肃省餐饮企业划分为小型企业和大型企业，探讨区域特征、餐饮规模和食品安全风险之间的关系。

2.1.1.2 个体因素对食品安全的影响

Shiva（1999）认为食品安全包含食品充足、卫生、放心、营养等要义。

1. 信息不对称因素

Antel（1996）提出在市场机制条件下，信息不对称直接导致了食品问题层出不穷，同时也导致消费者直面食品安全风险。Fulponi（2006）认为信息不对称导致的市场失灵是食品安全问题的重要成因，厂商会利用这种不对称做出机会主义行为。Ortega（2011）从消费者的角度，对中国7个城市进行比较实验得出结论，消费者对所购买食品质量的信息了解得不完整且不充分，只能通过亲自食用才能知道所购买食品的质量，通过实证分析发现消费者获取信息的不对称导致食品安全问题。

2. 政府部门监管不力因素

通过对欧洲食品安全立法体系的研究，Giorgi 和 Linder（2009）发现政府监管部门的工作不力和相关政府监管机构的失职导致了食品安全问题的发生。Ortega（2011）从政府行为角度分析，政府部门监管不到位导致食品安全问题。

3. 员工态度与行为因素

DiPietro 等（2020）调查了餐馆员工的行为以及他们在目睹食品安全受到威胁时进行干预的可能性。结果表明，餐厅用餐区的脏桌子、员工个人卫生问题和不干净的生产设备会带来食品安全风险。

Disanto C 等（2020）调查了意大利阿普利亚 15 家餐饮企业，利用 Sharif 和 Al－Malki（2010）的匿名问卷，评价了餐饮企业员工的知识、态度和行为。结果表明，餐饮企业食品安全在很大程度上取决于餐饮企业员工的行为，涉及从餐品原料供应到将餐品配送到消费者手中各阶段的行为。

Czarniecka－Skubina E 等（2018）以法国巴黎 120 家移动餐饮场所为对象，评估所选定的街头食品设施的卫生条件和食品安全。结果显示，这些移动餐饮场所并不完全符合卫生标准。设施本身的卫生条件最令人满意，生产和分销过程的卫生条件较差，服务人员个人卫生不尽如人意，还发现一些不符合规定的情况。这些都会影响街头食品售卖的安全。

4. 食品生产企业因素

消费者与食品生产者之间的利益矛盾导致食品安全问题。Chen T 和 Ma B 以及 Wang J（2018）将食品企业的进入率、正常破产率、异常破产率等相关参数，放入食品安全风险的 SIRS 传染模型，探讨了这些因素对食品安全风险传染的影响，分析了食品安全风险在食品供应网络中的传染机制和影响因素。结果表明，从长远来看，消除消费者和生产者之间的利益冲突可以从源头上减少食品安全问题的发生，即消费者与食品生产者之间的利益矛盾影响食品安全问题。这对食品市场监管具有重要意义。

2.1.2 食品安全保障策略

2.1.2.1 政府监管视角下食品安全保障策略

Hansmann（1980）提出需要通过完善市场信息管理制度来提高食品安全管理效能。分析了消费者态度、知识和行为与食品安全的关系，提出政府应发挥调节作用，充分介入食品市场对其进行有效的调节和监管，保证食品信息的均衡性和有效供给。

政府需对食品安全监管立法。在食品安全立法工作上，西方经济发达国家起步和发展都比较早。因此，有关食品安全的法律体系建设也更为完善。Hutt（2005）提出食品作为特殊事项可以将其有关法律看作特别法，针对食品的立法可以很广泛。2000 年，《食品安全白皮书》这一文件在欧盟颁布，该文件为各成员完善食品安全监管提供了相应标准。澳大利亚和新西兰为促进大洋洲区域内食品安全相关法律法规体系的统一，在 2005 年联合颁布了食品标准法典。在美国，以食品安全为主题的法律有 30 多部，涵盖食品安全监管的各个环节，通过对食品安全立法的不断探索，为食品安全提供保障。德国在食品安全监管领域建立的法律法规体系相对来说更加完善，有《食品法》《食品责任法》等 200 多部与食品安全相关的法律法规。政府通过制定相关法律法规及执法程序，规范食品生产，确保食品安全。Smith 等（1999）研究发现，禁止流动摊贩是澳大利亚餐饮行业发展的最为重要的特色之一，虽然澳大利亚餐饮行业发展迅速，但法律规定餐饮经营者必须有固定经营场所，流动摊贩被禁止出现，政府的管理工作压力也随之减轻。Orriss 等（2000）指出，政府监管部门的职责是制定法律、法规及标准，同时规范相关执法程序，食品生产单位则应严格按照政府监管部门制定的法律法规及标准进行生产经营。

政府需要降低监管成本，以实现可持续性监管。食品安全监管成本太高会导致监管动力不足，只有适度降低监管成本才能保障监管行为的可持续性。Arrow（1996）认为食品安全监管政策是一种介于科学和信念之间的选择，政府应降低食品标签制度和食品安全管理标准的实施成本。

政府需要建立专业化的食品安全管理制度。Andrew（1991）对食品安全监管惩罚制度进行研究，提出政府食品安全监管部门应加大监管力度、提高监督频率以及加大违法违规惩处力度。Nestle（2002）指出，建立科学高效、快速响应、协调统一的食品风险预警系统是解决食品危机的重要手段。Barling 和 Lang（2003）指出，政府监管部门必须在制定相关政策方针的基础上，对政策实施过程进行把控和落实，以防止出现政府失灵的情况。Dewaal（2003）对消费者的购买行为进行了研究，指出由专门的政府部门负责食品安全可以优化监管资源的分配，并提高监管效率。Pettitt（2001）指出，政府应建立食品追溯体系，提高食品生产单位的自律意识，促使其积极开展自我管理与自我规范，有助于政府监管部门对食品安全及食品管理实施更有效的控制，还有助于识别食品安全事故现场的第一责任人。Kevin 等（2015）提出，对于存在缺陷的食品，政府部门要强制召回，以积极补救。

政府需采取食品安全监管技术。在此方面，国外的著名研究成果有食品安全 HACCP（Hazard Analysis and Critical Contort Point，危害分析的临界控制点）全过程监督控制体系、食品安全追溯体系等。20 世纪 60 年代，美国定义了 HACCP 系统，许多业界人士肯定了 HACCP 系统在食品安全监管中的效果。HACCP 系统可以识别和预防食品安全危害的发生，分析和评估在食品生产经营活动各环节可能出现的风险和危害，并设置关键控制点，采取适当的控制措施来防止危害的发生。HACCP 是危害分析与关键控制点，是识别食品在从农田到餐桌每一个环节可能发生的危害风险，并采取相应的措施避免食品安全问题的发生。国外著名食品安全研究专家指出，HACCP 全过程监督控制体系能够严格防范食物传染病的发生，值得在全世界范围内普及推广（Heller，2003）。Maldona do – Siman 等（2014）提出运用 HACCP 体系能够给消费者提供多元化食品，也有利于满足企业扩大市场份额的需求。Busaidi 等（2017）指出，HACCP 体系和相关数据分析技术可以在海鲜等食品安全监管系统中运用，以对食品中可能出现的化学、生物等危害安全的因素进行控制。食品安全追溯体系是指在食品从农田到餐桌的各个环节中运用先进的技术控制手段形成相对完整的信息链条，当发生食品安全问题后，就能够通过食品安全追溯体系定位到问题来源，尽可能把食品风险控制在最小的范围之内。Starbird（2006）提出，食品安全追溯体系在实际检测时能够为食品生产单位提供相应的标准，并对食品经营主体进行监督。应针对具体情况，建立更加专业和更加细致的食品安全管理制度，同时，建立科学有效的食品可追溯系统能够保障更为安全的食品供应（Regattieri et al.，2007）。

2.1.2.2 企业监管视角下食品安全保障策略

Codron（2007）指出食品生产者应被赋予更多的管理和保障食品安全的责任。

Xue Y 等（2021）提出，企业的食品安全策略是降低食品安全风险的关键。为了鼓励企业从食品欺诈到安全投资的食品安全策略演化，学者构建了以大公司和小公司为参与者的演化博弈模型，揭示了溢出效应影响企业食品安全策略选择的动态过程。

Adane M 等（2018）在探讨埃塞俄比亚德西镇食品安全策略时，提出通过持续的食品卫生及食品安全培训，推行全面的健康教育，提倡在加工处理食品时穿专用的工作服，对食品生产加工者进行定期体检，并提高食品生产加工者的月收入等，以提升食品安全质量。

Impraim E C 等（2018）在评价库马西市区招牌餐馆在食品供应上的食品安全和食品卫生程度时，提出应鼓励大都市餐馆支持员工参加一些餐饮专业课程，以获取更多食品安全和食品卫生的知识，在餐饮行业实践中确保食品安全和卫生，同时建议监管机构通过确立高标准的食品卫生要求来提升餐馆食品安全和食品卫生意识。

2.1.2.3 多主体监管视角下食品安全保障策略

发达国家非常重视在食品安全监管上加强政府和社会各主体之间的共同治理。Grossman（1981）鼓励支持除政府以外的社会力量发挥监管作用。有学者指出政府失灵和市场失灵同时存在，实践证明政府已不是确保食品安全的唯一力量，需要除政府和市场以外的其他力量发挥调节作用，重视民间自治组织和第三方组织，以保障食品安全。Henson 等（2001）最早提出食品安全治理中可以采取公私部门协作的模式，以进一步提高食品安全的治理效率。Tompkin（2001）指出政府监管部门和食品生产企业应承担食品安全监管的责任，企业负责食品生产安全，确保其所生产的食品是符合安全标准且对人体无害的，而政府监管部门应监管企业履责情况，监督和检查食品生产企业的经营行为是否合法合规、其所生产的食品是否具有安全性。Fearne 和 Martinez（2005）将食品安全风险社会共治定义为在确保食品供应链中所有相关方都能从治理效率提高中获益的前提下，政府和企业一起合作构建有效的食品系统，以最大限度地保障食品安全并确保消费者免受食源性疾病等风险的伤害。Martinez 等（2007）还将社会共治的概念应用到食品安全监管的 4 个具体阶段，认为在食品公共管理部门存在资源短缺和职能部门竞争的情况下，只有公私部门在食品安全监管的各个阶段实现紧密合作，才能在最大限度降低成本的同时保障食品安全。食品安全不能仅靠单一的政府监管或食品生产者的自我管理来保障，不论是政府监管部门的监管系统，还是食品生产者的监管体系，均存在缺陷和漏洞，应建立由政府监管部门与食品生产单位共同参与管理的食品安全监管系统。Knudsen（2010）提出食品安全治理由各利益相关方按照科学、透明、公开、参与式管理的原则进行协同治理。Rouviere 和 Casewell（2012）构建了一个政府、企业、消费者和第三方组织相结合的食品安全社会治理体系，通过实证分析发现，该治理模式是一项科学的政策选择，能够实现食品安全治理从传统惩罚到现代预防的转变。

Fairman 和 Yapp（2005）指出在政府规制面前，加强企业自律可以有效防控食品风险。从社会公众角度看，媒体、非政府组织、行业协会等第三方组织对食品安全的监管也是食品风险防控有效的补充。Dreyer（2009）指出在食品安全监管中建立并有效运行公众参与的沟通机制，有助于实现政策制定的科学化。Dillaway（2011）通过测试消费者对于媒体报道食品安全事件的反应，发现媒体报道显著影响消费者购买意愿，在一定程度上对食品安全起到监管辅助的作用。

Qin（2010）采用博弈模型分析发现，食品安全治理效果与政府、市场和第三方的协同治理是密不可分的。Yinghua S 等（2018）从食品安全信息质量视角，基于演化博弈理论建立了食品企业与政府监管机构之间的食品安全信息披露模型。研究结果表明，仅靠政府监管无法有效解决食品安全信息造假问题，需加大政府处罚力度，降低政府监管成本，加大社会监管力度，降低因食品安全信息虚假造成的企业和社会损失。这将有效提升企业发布的食品安全信息质量，为形成和完善理想的食品追溯体系奠定基础。De Lima DP 等（2019）评估了在食品安全专家的干预和不干预时，在餐品车上实施良好卫生习惯的情况。研究结果有助于提高餐品车主和员工对食品安全专家的重要性的认识，以确保有效实施良好的卫生习惯，从而降低这些场所的食品污染风险。

Song Y－H 等（2018）探究了乳制品安全管理现状，采用了供应链的故障树分析法（FTA），全面分析了乳制品安全问题产生的原因，并提出了解决相应问题的乳制品安全策略，如乳制品企业建立反馈机制，加强行业自律；监管机构加强监管；超市等经销商加强自身建设；消费者学习更好的区分健康和不健康的乳制品的方法；政府制定相关的乳制品安全法等。

2.1.3 食品安全机制

2.1.3.1 国家层面食品安全机制

Faour－Klingbeil D 等（2019）分析了某地区选定国家近期的食品安全问题和国家食品控制系统，并从粮农组织/世卫组织加强国家食品控制系统准则五个基本要素的视角下评价了国家食品安全系统。

Svrčinová P 和 Janout V（2018）使用2011—2015年公布的欧盟成员国国家食品安全数据，比较和评估了欧盟成员国国家食品安全体系的有效性，并提出了各成员国应在风险规避基础上，以适当的频率定期实施官方食品安全控制，以实现欧洲食品安全法所规定的目标。

Kharub M 等（2018）通过实证研究，分析质量工具对以 HACCP 为基础的食品安全体系有效性的影响，并对食品和制药行业 HACCP 有效性与经营绩效的相关性进行了研究。

2.1.3.2　企业层面食品安全机制

Shen C 等（2021）归纳了科学网核心馆藏（Web of Science Core Collection）关于食品安全治理研究的文章，通过 CiteSpace 进行了深入的文献计量学分析，提出了当前食品安全治理研究的特点和热点，并预测了未来的研究趋势。

Soon J M 和 Saguy I S（2017）回顾了众包实践在食品领域的最新应用，分析了众包在提升食品质量、确保食品安全和降低食品安全风险方面的应用，并提出应建立食品安全促进、评价和数据处理的机制。

Xiong Y 等（2020）借鉴了欧洲食品安全局（EFSA）的新兴风险项目（EMRISK）和 Kleter 和 Marvin 的食品安全预警框架，依托现有的肉类加工企业，提出了包括企业外部环境、内部风险、消费者关注等的食品安全预警指标体系。

Luo J 等（2018）基于前景理论和演化博弈方法，构建了保健食品企业、保健食品消费者和政府监管机构三方博弈的保健食品安全风险演化模型，同时结合保健食品的"信任产品"属性、保健食品安全信息识别能力、保健食品功效的主观感知以及政府监管部门监管信息的认证效果等因素，通过理论推导和仿真分析，阐述了由保健食品信息搜索成本、消费者对保健食品效率的主观感知、监管部门认证效果等因素构成的保健食品安全风险演化的影响机制。

2.1.3.3　消费者层面食品安全机制

Cope（2010）基于欧洲消费者对食品安全事件问题频发而产生的担

忧，提出要更加负责任地与消费者进行沟通，形成有效的食品安全消费者治理机制。

2.1.4 网络餐饮食品安全问题

Song C 等（2020）使用八爪鱼采集器，收集了 2015—2018 年新浪微博上关于"外卖食品安全"的在线文本数据。研究结果表明，近年来外卖食品安全的话题热度呈上升趋势，外卖食品安全的话题种类繁多；通过对外卖食品安全的分析，为政府和业界提供意见，以促进食品行业的健康和蓬勃发展。

网络外卖食品企业的食品安全是当前研究的热点问题。Xiaoming Chuai 等（2018）选取 J 市两家典型的在线外卖食品企业作为研究对象，运用数理统计、逻辑推理、模型评价等方法对在线外卖食品服务企业的食品安全性进行了深入研究，结果表明两个企业有不同程度的食品安全问题，涉及外卖采购和外卖配送两个模块。

2.1.5 网络餐饮食品安全影响因素

Sankar（2020）探讨了顾客对网上食品配送安全感知的影响因素。研究发现等送货问题、预防性和安全性、安全服务等是影响顾客感知网上食品配送安全的因素。其中，安全服务因素是影响 COVID – 19（新型冠状病毒感染）顾客感知的主要因素。

2.1.6 网络餐饮食品安全保障对策

2.1.6.1 政府监管视角

从政府监管视角出发，一些学者认为政府是网上订餐食品的监管主体，更是网络食品安全的首要监护人。Dirk 等（2013）对欧盟网上订餐食品安全监管模式进行了批判，强调食品配送过程中也会出现食品安全问题，政府应制订相关监管法规制度，对网购食品全过程进行监管，从而确保网络食品安全。Alexandra 等（2016）认为在网购食品规模不断扩大的过程中产生了许多安全隐患，提出政府主管部门应将规范网络食品经营行为

纳入监管职责范围。温哥华当地的特约记者（2018）采用案例分析法，以
网络订餐服务商 SeatMe 为典型案例，进行了调研，分析得出北美网络订餐
行业监管模式的特点，即政府对网络食品安全监管都是从对线下实体店监
管开始。

2.1.6.2　多主体协同共治视角

Marsden（2008）提出应建立政府监管部门、第三方机构和社会中介
机构共同治理的模式，政府监管部门、第三方机构和社会中介机构应通力
合作，共同参与监管，进一步加大网络市场监管力度。Philip（2009）认
为在食品安全监管上，除政府外，第三方组织和公共服务机构也是重要的
网络市场监管主体，应发挥出自身的作用。Carnen 等（2012）提出消费
者是食品安全监管的重要力量，提升消费者安全意识有助于治理食品安全
问题。

2.2 国内研究现状

2.2.1 网络食品安全问题

2.2.1.1 网络食品质量问题

早期学者从食品质量方面探究了网络食品安全问题。张妍等（2016）详细分析了网络食品源头广、分销路径节点多、环境卫生难保障等问题，认为这些问题会造成食品安全隐患。武丽君和荣玲鱼（2016）提出网络食品虽然有快捷便利的优点，但也带来了一系列问题，比如消费者不能直接接触食品；收到食品时已经超过保质期，食品有瑕疵、破损等问题。朱芳、牟华杰（2016）提出随着中国电子商务市场竞争的加剧，食品类销售成为各大电商企业提高销售业绩的又一发力点，致使网络食品经营主体间的食品品类之争频发，带来食品质量不合格、食品信息不真实、食品标识不达标等食品安全问题。袁小农（2017）针对互联网时代我国食品安全的实际情况，分析了食品"源头"污染严重、超限使用食品添加剂、网络流通监管力度不足等网络食品安全问题。游雯茵、罗金勇（2017）指出现阶段网络食品存在食品质量、卖家信用及消费者维权等网络食品安全问题。崔珏婷（2019）从社会危害大、食品质量差两方面分析了我国网络食品安全的现状，提出食品安全问题对消费者的身体健康造成极大的危害。

洪岚、潘建伟（2018）对入驻和自营两种电商模式下国产或者进口的休闲零食和新鲜水果的多个品牌的数千条消费者负面评论进行内容分析，研究表明：就品类而言，新鲜水果的变质问题相对于其他问题更为显著，休闲零食的包装问题、引发身体不适问题相对较多；相对于自营电商，入驻电商的休闲零食变质问题和异物问题更为严峻，其新鲜水果品质低下问题更为明显；对比国产食品和进口食品的负面评论，进口食品的负面评论更多集中在食品安全上，而国产食品不仅限于食品安全，还有其他问题；《网络食品安全违法行为查处办法》施行前后，网购食品的安全状况无明显差异。

2.2.1.2　食品信息不对称问题

于艳艳、明双喜（2017）对我国 2016 年网络食品监督抽检相关信息进行了统计分析，发现网络食品存在食品信息不对称、监管难度大等安全问题。张红霞（2017）经过研究指出网购环境存在着较传统市场环境更为严重的食品安全信息不对称问题。张艳、杨建辉（2017）提出食品信息不对称、监管难度大等网络食品的安全问题日益凸显。郑艳（2019）研究发现网络食品监管难度大致使网络食品质量安全的监管日趋复杂。

2.2.1.3　法律法规不完善问题

胡一妮（2016）研究发现由于网络交易的虚拟性和不确定性，网络食品侵权行为时有发生；售后消费者难以维权（武丽君、荣玲鱼，2016）；维权渠道不通畅（朱芳、牟华杰，2016）。田一博（2017）从网络食品质量无法保证、售后维权申诉困难多、执法监督检查难度较大等方面探讨了网络食品安全问题和潜在隐患。陆安飞（2017）指出了食品入网经营者的门槛较低、网购食品在运输过程中易损坏、消费者维权困难、媒体的夸大宣传和虚假报道等网购食品安全问题。

张力（2018）指出网络的便捷性、隐蔽性、复杂性、虚拟性以及不确定性给网络食品安全带来了很大的隐患，主要存在网络购物食品监督法律法规不健全、大多数食品店属于无证经营、食品安全风险高及消费者维权困难四方面的问题。宫国强、赵立群、宫国华（2019）从缺乏完善的法规制度、监管工作不到位及网点食品经营不规范、食品质量无法保障等方面分析当前我国网络食品安全监管中所存在的问题。罗云波、吴广枫、张宁（2019）围绕中国食品安全的认定标准、法律建设和监管体系等问题进行多层面分析，得出网购食品存在安全隐患的结论。

国慧霄（2020）提出网络购物的虚拟性给很多不良卖家带来了可乘之机，严重威胁了消费者的合法权益甚至身体健康。田嘉维（2020）分析了新时代我国网络食品的特征，指出消费者难以保证自己的权利，食品质量也难以保障。

2.2.1.4 多主体监管问题

乔秋珍（2017）从我国目前的网络购物立法较少、网络平台审核过于简单、销售者自制食品的安全问题及网购者维权意识淡薄四个方面分析了我国网购食品安全问题。

郑艳（2019）提出网络食品存在准入门槛低、经营场所不固定、食品质量和卫生状况存在安全隐患等诸多问题，使得对网络食品质量安全的监管更加复杂。

2.2.2 网络食品安全保障对策

2.2.2.1 互联网思维视角下食品安全保障对策

赵燕（2016）提出传统的人工监管模式受到技术手段和方式方法的制约，存在大量安全监管漏洞，必须借力"互联网 +"的思维方式和技术手段，通过信息化平台的开发与应用，加快推进食品安全电子监管系统建设，强化食品安全溯源管理和全流程监管，构建大数据监管模型，建立政府监管和社会监督有机结合的社会共治监管体系，从而实现食品安全管控的全程化和精细化，构建食品产业安全管控新模式。王梅文（2016）运用互联网思维，针对网络食品安全监管的问题，指出食品安全监管应借鉴"开放、共享、平等、协作"的互联网精神，转变监管思路，充分运用网络及 IT 技术手段，创新互联网监管方式，让"互联网 +"食品安全监管模式真正发挥效力。纪杰（2018）在分析"互联网 +"食品模式、安全监管困境的基础上，提出了运用互联网思维和互联网技术的"以网管网"思路，创新"互联网 +"食品安全监管策略。

2.2.2.2 供应链视角下食品安全保障对策

徐晓璇、刘磊（2018）对网购食品供应链的构成进行了分析，讨论了供应链各节点企业安全风险来源及原因，并在此基础上建立了网购食品供应链质量评价体系，为网购食品供应链的质量安全控制提供依据。王可山、张丽彤、樊奇奇（2018）从供应链视角将网购食品供应链划分为5个环节，将发生在供应链各环节的网购食品质量安全问题划分为14类，对2009—2017年发生的387个网购食品质量安全问题事件建立SC-RC判别与定位矩阵，并利用Borda序值法改进原有的风险矩阵法对关键控制点的重要性进行排序，定位网购食品质量安全的6个关键控制点，提出据此采取规范措施，以有效保证网购食品的质量安全。

罗云波、吴广枫、张宁（2019）提出为确保网络食品安全，网络食品的制作过程、添加过程、添加情况、运输情况、经营与准入都需要纳入监管。

郑堂明（2019）采用改进风险矩阵法，探索网购食用菌食品质量安全的关键控制点，从供应链角度探讨保证网购食用菌食品质量安全的控制措施。

国慧霄（2020）基于不完全信息动态博弈理论构造网购食品供应链中消费者与网络卖家之间的信号传递博弈模型，分析了二者在博弈过程中不同的选择，以加大对劣质卖家的处罚力度，同时消费者自身要提升识别劣质卖家的能力。

2.2.2.3 法律法规视角下食品安全保障对策

吉树海（2016）指出一系列网购食品安全的问题和薄弱环节已被纳入法律监管范围，为确保京津冀地区之间食品安全法律实施的协调和同步，从而以点带面促进食品安全问题得到有效解决，有针对性地探讨了京津冀食品安全法治保障机制完善的策略。钟晓玲（2016）提出从法律制度和责任承担入手，探索建立完善的网络食品销售行为规范法律，健全网络食品销售主体资格认定制度，以实现销售者和消费者在网络环境下的共赢。袁小农（2017）立足于互联网时代我国食品安全的实际情况，结合相关的科学研究，提出了制定完善相关的法律法规、提高企业道德水平、建立食品安全追溯系统等详细的解决方案，以为食品安全监管提供参考和建议。刘洁睿、雅楠、陈要南（2017）针对网购食品过程中所出现的食品安全问题，从法律视角出发，提出针对网购食品特性，借鉴先进经验，逐步完善相关法律法规，为新形势下充分发挥网络市场和监管机制的优势、促进网购食品交易合法有序发展提供依据。梁福政等（2017）基于网络食品经营者现状，阐述了当下网络食品安全问题的危害性，从现行法律法规角度分析了食品安全问题产生的原因，并向食品药品监管部门提出以下三点解决对策，第一，创新监管模式，第二，规范网络食品经营秩序，第三，推进社会共治，畅通投诉举报渠道，推进"重奖重罚"制度的落实。欧雅姿（2018）对我国网络食品安全监管出现的问题进行了探讨，并提出提高网络食品市场准入门槛、增强消费者维权意识、完善网络食品安全监管相关法律法规等一系列的改进措施。段威（2018）提出网购食品的安全问题需要通过政府间的区域合作、法律法规的不断健全、相关部门的严格监控以及网购链条中各个主体责任落实等得到解决。向俊（2018）分析了网购食品的销售特点以及网络食品安全监管的现状，提出运用法律法规通过食品检验检测机构等对网络食品进行全面的安全监控管理。

王雪、顾成博（2021）指出随着跨境电子商务快速发展，进口食品安全问题呈现出许多新特点，为食品安全治理体系带来新挑战；提出构建跨境电子商务环境下的食品安全社会共治体系，应注重转变政府的单独监管模式，健全食品安全治理的法律体系，科学配置法律责任，充分发挥公司的治理作用，建立高效的信息披露和共享机制。

2.2.2.4 多主体协同视角下食品安全保障对策

何煜（2017）基于互联网思维的概念，从网络平台、消费者及监管方式三个层面提出完善网购食品安全监管的措施。周静峰等（2020）针对网购消费者、电子商务自营平台、监管部门等主体在网络食品经营监管中存在的问题进行了详细分析和研究，并对网络食品安全的监管方式提出了一些合理性建议。张红霞（2017）构建了网购市场中食品质量安全信号传递博弈模型，从网络食品卖家与消费者之间的信号传递博弈过程和均衡条件视角，提出了确保网购食品质量安全的对策。

王霁平（2017）提出要解决网络食品的安全问题需多方配合共同努力，各地方执法点、消费者、商户、电商平台约束自己的行为，力促更好地实现网络食品安全的目标。陆安飞（2017）指出从建立网络食品安全监督管理法律体系、建立公众参与网购食品安全监管机制、加强宣传教育、建立社会共治的食品安全治理体系等方面确保网购食品安全。康智勇、关晓琳、杨浩雄（2019）在分析了我国网购食品经营模式、网购食品安全监管难点及成因后，从监管和监督两大体系出发，构建了网购食品安全问题协同治理体系，突出了"源头严控、过程严管、全程监督"的重要性，强调了多元参与、协同共治网购食品安全问题的必要性，拓展了网购食品安全问题治理的思路。胡春华等（2021）以政府监管下的网络订餐平台食品安全监管为研究对象，构建了以政府—平台—商家为基础的三方博弈演化模型，并通过演化仿真分析探讨了不同监管制度对平台和商家策略选择的影响。

张锋（2021）基于反身法理论阐述网络食品安全治理的"组织型治理策略、信息型治理策略、协商型治理策略和授权型治理策略"等，提出完善我国网络食品安全治理的制度保障机制、平台责任机制、社会共治机制、信用评价机制和政府监管机制。

2.2.3 网络餐饮食品安全问题

2.2.3.1 网络餐饮安全意识问题

吴宇驹等（2016）采用了滚雪球抽样方式，对珠三角地区9市550名消费者进行网络自填式问卷调查，以了解消费者网上订餐食品安全的现状。研究结果表明，大部分消费者对网上订餐的食品安全问题关注度较高，但相应的安全意识不强，信息获取途径少。李妍琳（2016）以大连市金州新区网络订餐消费者为对象开展调查，发现消费者对网络餐饮服务业食品安全不够重视，并且掌握的食品安全知识十分匮乏，一半以上的消费者甚至不清楚网络订餐食品安全属于哪个监管部门的职能。李思佳和肖瑶（2018）以广州市高校本科生群体为调查对象，通过问卷调查的方式，分析了大学生在网络订餐卫生安全方面的认知、态度与行为，认为大学生网络餐饮卫生安全意识不足、相关法律知晓率较低、配送满意度总体偏低。

2.2.3.2 网络餐饮质量问题

洪岚、尹相荣、张喜才（2019）采用扎根理论法对某知名订餐平台上随机选中的 3000 条负面评论进行范畴提炼与验证，结果表明消费者视角下外卖商家的食品安全问题主要表现为食材不新鲜、卫生状况差、成熟度不适、保温不到位、引起身体不良反应、劣质餐具等。崔文超、何文会、白一兰（2019）调查发现在校园环境中，不仅存在用餐高峰期拥挤现象，而且外卖"最后一公里"问题往往被忽视，从而导致食品卫生安全难以保证、外卖配送效率低、食品温度得不到保障、校园秩序差等一系列问题。董笑含、解媛媛（2020）研究发现网络餐饮质量差，外卖食品过期、加工环境不卫生等问题屡有发生。

张西亚、耿世界（2020）通过调查研究，指出了外卖包装对环境造成污染的问题。

2.2.3.3 网络餐饮配送问题

1. 配送模式问题

胡梦婷（2017）通过对 O2O 国内外发展现状的梳理，结合对国内三大外卖 O2O 巨头的对比分析，发现基于 O2O 模式的餐饮外卖业普遍存在售后反馈不及时、菜品质量难以控制、外卖配送时间得不到保障，配送速度难以保证，备注功能形同虚设等问题。

游佳（2017）分析了餐饮外卖平台主要的配送模式，从配送体系、配送流程监管、准入机制和标准化管理等方面提出了餐饮外卖平台配送模式食品安全问题。

龚心怡等（2019）在了解当前外卖市场现状以及宏观环境后，对现有的三种外卖配送模式进行了分析，并在此基础上提出了外卖配送模式中商家与配送人员之间存在的一系列问题。郑书渊（2019）在简要阐述了"互联网＋"与"最后一公里"配送模式后，从配送服务、配送成本、配送时效、配送难度及配送工具五个方面分析了目前电商物流"最后一公里"配送模式中存在的问题。笪静、于永梅（2019）分析了 O2O 模式下三峡大学校园外卖配送现状，指出了存在设施问题、人员问题及系统问题。

2. 配送员问题

李哲璇（2017）分析了外卖送餐的形式，以及在送餐人员的资质、劳动关系的认定、送餐人员的交通隐患、社会保险不全面、送餐过程中的侵权损害及责任承担等方面的问题。钟水青（2019）指出随着网络订餐服务业的发展，显现出来的职业道德缺失问题不容小觑，一些外卖配送员的素质较低，影响了网络餐饮服务业健康长远的发展。师景双等（2020）分析了网络餐饮服务行业的发展现状，指出了由于外卖配送不存在技术门槛，配送从业人员数量众多，身份复杂且流动性强；一些送餐人员未办理健康证明，不具备食品安全相关知识，难以系统掌握食品安全相关信息等食品安全问题。祝坤艳、杨艺、贾好朋（2020）针对校园网上订餐的现状进行了分析，指出现存食品的安全性、配送人员行为不规范及配送制度存在不完善等问题。熊梦杰、王伟（2020）基于武汉市外卖行业骑手服务现状，分析得出外卖骑手违规、服务不规范等食品安全问题。李慧茹（2021）提出外卖行业的发展壮大让食品安全问题越发凸显，并指出餐饮外卖监管乏力、外卖骑手素质参差不齐、行业缺乏自律等外卖食品安全问题。

3. 配送工具问题

吴文治、王维祎（2017）指出网络订餐市场规模极速扩张致使外卖食品配送环节的安全卫生问题频发，配送工具使用、清洁达不到标准，无法明确食品安全责任。乔停停、李会（2018）结合校园外卖市场特点，研究发现存在缺乏科学一体化的共同配送体系、配送效率低和校园交通安全隐患等一系列问题，提出针对校园外卖配送质量和配送安全问题的解决方案，为优化校园外卖配送管理提供参考。张正柱（2019）提出了外卖配送箱的安全问题成为外卖配送中食品安全不可忽视的一部分，外卖配送箱作为外卖食品安全的一部分，很多人忽视了其卫生干净程度，对外卖配送箱的消毒、管理以及卫生情况一无所知。王鑫（2020）指出由于大学生对配送时间要求高且订餐时间集中、订单量大，外卖配送体系在高校市场中暴露了配送箱卫生等问题。

4. 交通安全问题

郑海宇、李林（2016）提出餐饮外卖行业快速发展带来了食品安全隐患和交通安全隐患。刘秀清、刘泓（2017）提出餐饮外卖O2O的三大安全隐患之一就是配送环节中的交通安全隐患。乔停停、李会（2018）结合校园外卖市场特点，指出校园外卖配送存在校园科学一体化的共同配送体系缺乏、配送效率低、校园交通安全隐患等一系列问题。王恩全等（2019）采用文献检索与合理化分析的方法，调查了"互联网＋"时代外卖发展现状，指出外卖配送引起了隐私泄露、交通安全等社会治安问题。任倩倩（2020）研究指出外卖从业人员的交通安全问题越来越突出，在外卖骑手数量持续增长的同时，外卖小哥成为交通事故高发群体，主要原因是即时配送行业在盲目追求配送效率的同时，忽视了配送过程中的交通安全问题。

2.2.3.4　多主体监管问题

1. 政府监管乏力

苏鑫佳（2017）从法律法规发展相对滞后、监管部门心态矛盾、监管环节增加带来监管难度增大、信息不对称程度高、监管资源不足、社会监督缺位等六个方面深入剖析和归纳了网络订餐行业食品安全政府监管问题。

钟雅祯（2019）提出网络订餐食品安全政府监管存在以下问题：监管制度创新滞后于网络订餐的发展，如网络订餐食品安全监管理念陈旧、网络订餐监管相关法律法规的可执行性较为欠缺、基层首创精神受到打击等。监管队伍和手段未能满足监管实际需要，如网络订餐食品安全监管人才资源缺口巨大、信息化监管手段匮乏、入网餐饮服务提供者自我监管失灵、网络订餐第三方平台管理作用未能发挥、食品安全信息公示不足等。社会参与网络订餐食品安全监管的途径受限，如缺乏相关公益组织、消费者参与治理的意识和知识培育不足、举报奖励机制作用不明显等。

郭瀛（2020）指出我国在网络订餐服务食品安全领域法律法规建设方面存在滞后性，地方政府相关规制水平存在差异；政府监管主客体数据共享机制尚未形成，监管信息获取困难；政府监管职能交叉模糊，监管手段单一；平台企业的主体意识和自我监管能力不足；社会监督缺位等致使网络订餐服务食品安全监管乏力。

2. 第三方平台监管问题

张锦（2018）提出网络餐饮在餐饮食材选择、餐品加工制作与配送以及消费者维权等方面存在监管漏洞，尤其网络餐饮第三方平台的运作存在诸多问题，主要表现为平台间的竞争乱象、平台内的日常管理缺位，消费者保护意识缺失、信用评价失真等。

3. 多主体监管问题

谢丹颖（2018）指出网络餐饮市场面临的食品安全问题十分严峻，具体表现在经营资质不完备，后厨卫生、食品加工制作人员卫生、配送卫生不达标，市场宣传不真实、维权路径不通畅等方面。

尹彬（2019）在相关文献分析以及问卷调研的基础上总结出互联网外卖食品安全监管过程中存在政府监管具有局限性和滞后性、第三方外卖平台监管责任落实不到位、消费者参与监管方式单一、社会组织参与监管力度不够以及行业自律机制发挥不足等主要问题。

魏高歌（2020）研究发现网络餐饮业存在外卖商家良莠不齐、平台管控不严、餐品在运送过程中变质以及无法确定餐品的真伪等餐品安全问题。张嘉琪、徐智颖、唐景东（2020）从外卖行业食品流通的 4 个环节——食品生产加工厂、餐饮店、外卖网络平台以及外卖骑手来分析外卖食品存在的食品安全问题，指出餐饮店与外卖平台之间以及餐饮店和消费者数量之间存在矛盾。王楠一（2020）以南京林业大学为例分析外卖平台和配送方式，指出高校外卖配送过程中存在安全隐患和配送质量等问题。

2.2.4　网络餐饮食品安全的影响因素

万龙江（2017）从宏观和微观两个层面分析了网络订餐食品安全风险，提出了网络订餐的特殊性、监管体制的不适宜、网络订餐宣传投入过大、平台监管松懈、经营者管理滞后都是网络订餐食品安全风险形成的影响因素。

顾加慧等（2017）描述了外卖食品质量安全的问题，提出了影响外卖食品质量安全的因素，如原材料质量、企业诚信水平、企业员工素质、消费者维权意识、食品安全法律体系等，并构建了外卖食品质量安全影响因素的解释结构模型。李研、王凯、李东进（2018）通过在知名中文网络论坛评论的扎根研究，探讨了影响商家实施危害食品安全行为的内部因素和外部因素，结果显示，商家的意识观念和管理水平是影响商家危害食品安全行为表现的内驱因素；消费者扭曲偏好、消费者信息处理、行业环境、社会环境以及制度与监管属于外部环境因素，为政府制定有效的管制政策以引导商家实施食品安全行为提供了建议和思路。刘永胜、李晴（2019）基于扎根理论，对各大外卖平台的消费者评论资料进行三级编码，找出了影响外卖食品安全的各类因素，如外卖平台、外卖商家、政府监管和媒体监督等，并运用结构方程模型对这些影响因素的作用机理进行实证分析。

靳鹏飞、闫秀霞（2021）基于餐饮外卖行业发展现状，结合文献研究与调查研究，从供应链的视角识别出餐饮外卖供应链食品安全的影响因素，分为内部因素和外部因素两大类，内部因素包括原材料供应环节、外卖制作环节、配送环节、消费者环节、平台管理环节，外部因素包括国家政策环境、社会环境、技术环境，并提出改善餐饮外卖供应链食品安全的策略。

2.2.5 网络餐饮食品安全保障对策

2.2.5.1 政府监管视角

贺娴（2017）提出加强"屏幕监管""数字监管"和"智能监管"的监管思路，并提出监督网络订餐第三方平台落实管理责任、推行"网络订餐＋视频直播"模式、推进食品安全社会共治、加强政府引导和规制等建议。

杨思戊（2017）以郑州市为例，分析了网络订餐乱象，提出我国需从完善法律法规、规范主体准入机制、规范第三方平台监管行为、建立食品安全监管协作机制角度进一步完善网络订餐食品安全监管体系。

张锦（2018）提出实施网络电子食品经营许可证制度、电子地图标识经营地址制度，以实现公示的经营者基本信息真实、有效；健全网络餐饮溯源信息系统、网络亮灶系统，消除经营者和消费者间的信息不对称；落实平台主体管理责任，督促平台履行第三方义务，消除管理负外部性；利用平台垄断特征，推进实施网络食品安全操作知识课时制度；发挥网络技术作用，提高监管效率；依靠抽查检测、大数据等新工具进行有效监管；加大执法力度和处罚力度，遏制违法行为等。

孙秀娇（2019）指出在网络外卖食品安全监管的问题上，跨行政区域政府监管部门之间有必要建立联合监管机制，食品供应链上各环节的监管部门之间有必要加强数据信息的共享，实现共治共享的良好局面，防止信息孤岛的出现；为适应新业态下网络外卖食品安全的监管工作的新要求，必须加快出台新业态下网络外卖食品安全监管方面的规章制度与措施，如配送环节的法规条例需要进一步完善，为监管人员提供执法依据；政府监管部门不仅要督促外卖平台主动落实其对外卖商家的责任，还要加强对外卖平台的监督与管理，加大惩罚力度，形成政府监管部门与外卖企业合作的良好局面，推动网络外卖食品安全稳步发展，最大限度地保障消费者权益。

钟雅祯（2019）建议转变监管理念和完善监管法规，以完善网络订餐食品安全监管的顶层设计，从推动监管队伍专业化建设、开展线上线下一体化监管以及监督入网餐饮服务提供者落实食品安全主体责任着手来优化提升网络订餐食品安全监管能力，针对支持和鼓励入网餐饮服务提供者成立行业自律协会、完善网络订餐食品安全举报奖励制度、引导发展独立的食品安全第三方评估机构并定期评估以及组建网络订餐食品安全志愿者队伍来创新网络订餐食品安全监管的社会参与机制四个方面提出网络订餐食品安全监管对策建议。刘毅、袁月华（2019）提出从完善专管机构、创新立法定规、加强网络监管、落实线下管控、实施风险评估、及时开展培训、严格追责处罚等方面加强网购餐饮食品卫生安全风险管理，保障消费者的饮食安全，维护社会和谐稳定。

郭瀛（2020）针对网络订餐服务食品安全政府监管出现的问题，提出批判性借鉴、回应性监管理论，适当汲取和借鉴国外食品安全监管的成功经验，加强法律规制建设；完善网络订餐安全监管技术体系；厘清政府职能边界，严格落实平台主体责任；加强监管队伍专业化建设；畅通社会监督渠道，以有效回应网络订餐第三方平台不断变化的监管需求，提升政府监管效能。朱琍（2020）明确网络食品监管三要素，从法律责任角度阐述网络食品监管的主要模式，以北方某市的网络外卖为例，在充分分析网络餐饮安全监管存在问题及原因后，提出相应对策及建议。

2.2.5.2 网络餐饮平台监管视角

王三虎、贾娅玲（2018）指出网络餐饮平台承担着法律赋予的对入网商户的资格准入审核义务、经营行为注意义务、连带责任和先行赔付义务。通过多方参与，建立全过程食品安全管理体系，共享信息，实现线下线上规范并行，发挥市场机制作用，实现末位淘汰，加强风险沟通，引导消费者正确认知等，不断提升网络餐饮食品安全水平。

刘柳（2019）基于网络餐饮服务第三方平台数据泄露案例的实证分析，提出构建基于区块链技术的外卖餐品食材追溯系统、网络餐饮服务第三方平台与政府市场监管部门数据互通的信任系统、新型食品生产经营许可证共享平台系统，以确保网络餐饮服务第三方平台食品安全与数据安全。

王红霞（2020）提出网络餐饮平台治理义务包括内部治理体系建设、审核公示义务、监控报告与制止义务及争端解决义务四大类；其实现依赖于完善事前合规机制，形成高效的事中监督机制，健全事后查处机制，以明确平台职责，强化网络餐饮食品安全保障。

2.2.5.3 配送保障视角

张正柱（2019）提出加强外卖配送箱消毒管理确保配送箱安全。在配送箱上装入智能消毒芯片，自行完成消毒工作和实时数据的采集；配合智能消毒 App，实时观察配送箱的消毒状态；由后台管理系统负责存储配送箱的相关信息及数据分析。

李转、赵庚升、蒋美玲（2019）建议从外卖平台、商家、消费者以及相关部门多角度出发，优化配送管理、提高外卖配送服务效率和质量，以确保配送过程中食品安全。

左丽丽、赵兴雷（2021）分析和调查了美团外卖配送的模式，针对所发现的问题，提出改进包装、完善设施、优化模式、加强管理、注重品质等策略，以帮助外卖行业提高顾客满意度和外卖的配送效率。

2.2.5.4　多主体协同共治视角

张锦（2018）提出发挥社会各界力量共同治理网络餐饮安全问题，构建社会共治制度，在日常监督中加强社会共治，发挥各个治理主体职能，完善治理运行机制，充分发挥各治理主体优势，以确保网络餐饮安全。

谢丹颖（2018）提出完善我国网络餐饮食品安全监管，具体包括完善网络餐饮食品安全法律体系、监管模式与标准体系；政府部门建立统一的信息发布平台，以及网络餐饮食品加工信息平台、对入网餐饮服务提供者的信用评价平台；通过落实平台经营者的监管义务，推动网络餐饮行业协会发展，加强新闻媒体社会舆论监督，培育成熟、理性、积极的消费者等，形成网络餐饮食品安全共治合力；通过完善食品追溯召回制度以及线上线下纠纷解决机制，丰富救济途径，提高救济效率。

范小杰（2018）构建了网络订餐平台和商家的演化博弈模型，并对我国外卖食品安全监管提出建议。从政府监管视角，提出合理配置监管资源，防止监管资源浪费与不足；加大惩罚监管力度；开展合作，降低监管成本；引导多方参与监管，提高监管效率。从平台监管视角，提出调整商家排名机制和首页推荐规则，降低非法商家对平台的利益俘获；拓宽收益渠道，减弱商家和平台的利益共谋；完善平台内部监管；平台可通过与社会各方合作进行监管。从消费者监管视角，提出常态化食品安全宣传教育，注重培养消费者的监管意识；健全公益诉讼制度；建立网络舆情收集处理中心；构建实时监控体系。

姜素芳、茅莺对、卢子木（2018）运用 PEST 分析，以餐饮企业、消费者、监管部门和社会公众四方主体为调查对象，对宁波市网络餐饮行业进行了调查和分析，提出了细化完善监管法规、强化第三方平台和餐饮企业的主体责任、调动社会监管力量参与、加强食品安全意识宣传和培育力度、建立食品安全应急机制等对策建议。张九玲（2018）提出了加大审查监督力度、提升监管人员专业化能力以及建立新闻媒体等多方社会主体共同参与的食品安全监管协作机制的建议。

胡颖菲（2019）对浙江衢州高校周边校园外卖状况进行调查，分析校园外卖食品安全存在的问题，从学校、政府、第三方平台等多方探究其成因并提出解决策略，为其他高校校园外卖食品安全监管提供思路与借鉴。李进进（2019）从我国当前外卖餐饮业存在的食品安全问题及监管现状入手，提出从完善外卖餐饮业食品安全监管法律法规、政府及第三方平台严格监管、消费者权益保护，以及实现社会共治等方面进行食品安全的有益探索。武贤凯（2019）通过分析餐饮外卖供应链上存在的安全隐患，提出加强餐饮外卖供应链安全监管措施的一些建议，切实维护消费者的利益。龚心怡等（2019）提出通过建立平台，将商家、配送人员、顾客进行整合，以这种外卖配送新模式确保餐饮外卖食品安全。

尹彬（2019）结合协同治理理论的核心思想，设计了互联网外卖食品安全监管系统，从互联网外卖市场内部和外部提出了如培育多元监管主体，实现协同监督；完善相关法律法规，实现依法监管；优化安全管理过程，实现全过程监督；建立大数据监管信息平台，实现信息公开等优化互联网外卖食品安全监管的对策措施。强化多元监管主体力量，以法律、信息技术为手段，构建以政府为主导、平台为抓手、经营者自律为基础、社会组织为纽带的协同监管网络，打造无缝隙的互联网外卖食品安全监管机制，保障外卖食品安全。

侍依阳（2019）指出网络餐饮服务食品安全监管优化应以服务行业治理与健康发展为目标，整合现有监管资源，提升监管效能，构筑行业自律、社会参与、政府高效的监管体系；为了更好实现行业监管目标，应将食品安全监管法律法规落实到监管实践上，建立移动化、便捷化、综合化的监管平台，推动全社会参与网络餐饮服务中食品安全建设。

卢勇（2020）通过案例分析，提出构建网络餐饮食品安全社会共治格局，发挥多元主体共治作用，健全网络餐饮食品安全社会共治运行机制，加快信息化建设提升监管成效的优化路径等建议，协助梁溪区探索了富有区域特色、切实有用的网络餐饮食品安全监管模式，为食品安全领域治理体系和治理能力现代化建设提供范例。

2.2.6　网络餐饮食品安全控制机制

张红霞（2017）以大量的食品安全事件为研究样本，分析供应链视角下食品安全风险诱因，提出供应链视角下食品安全风险形成的圈层结构；在此基础上从食品安全能力风险、食品安全合作风险、食品安全市场风险三个层面构建基于供应链的食品安全风险控制框架，并给出具体的策略建议。

孙冬石和吴耕（2018）针对以电商外卖为代表的网络易逝型食品在生产、加工、配送等供应链环节存在的质量隐患，利用演化博弈法分析在演化稳定状态下不同供应商对食品质量控制重视程度的倾向，并且对利导因子和限制因子影响供应链选择食品质量控制策略的双重作用机制进行研究。

徐航（2019）提出针对平台参与、商家隐蔽、配送复杂、法律滞后、方式落后等互联网订餐食品安全监管的特殊性，应积极探索集政府、订餐平台、行业协会、新闻媒体、消费者等于一体的社会共治式的互联网订餐食品安全监管模式，构建互联网订餐食品安全监管新格局。

王建华、王恒和孙俊（2020）从订餐平台视角，立足有限理性假设，以平台监管力度为研究变量，构建餐饮平台参与监管下的政府和商家行为的演化博弈模型，探究互联网订餐监管对策演化机制，并以"饿了么"为例，深入解剖平台不同监管力度下政府和商家策略的变化规律。

2.2.7　餐饮 O2O 食品安全相关研究

管舒瑶等（2019）基于食品安全链，提出从政府角度"建体系"统筹行政监管力量，从餐饮 O2O 平台角度加强对入驻企业的监管和教育，从源头改善监管方式，以及改善物流配送手段和方式，构建餐饮 O2O 食品安全控制机制。

2.3 国内外研究现状述评

2.3.1 国外研究现状述评

2.3.1.1 食品安全影响因素述评

Juan 等（2021）探究了环境因素和个体因素对食品安全的影响。在环境因素上，有学者讨论了气候变化和变动性对现有和新出现的食品安全风险的影响，探讨了城市区域特征、餐饮规模和食品安全风险之间的关系（Sha，2020）。

在个体因素上，有学者讨论了信息不对称因素、政府部门监管不力因素、员工态度与行为因素、食品生产企业因素对食品安全的影响。Antel（1996）提出信息不对称直接导致了食品问题，同时也导致消费者直面食品安全风险（Fulponi，2006；Ortega，2011）。Giorgi 和 Linder（2009）及 Ortega（2011）发现政府监管部门的工作不力和相关政府监管机构的失职导致了食品安全问题的发生。Czarniecka–Skubina 等（2018）及 DiPietro 等（2020）调查了餐馆员工的行为，研究表明餐厅用餐区的脏桌子、员工个人卫生问题和不干净的生产设备会带来食品安全风险；Disanto 等（2020）的研究表明，餐饮企业员工从餐品原料供应到餐品配送给消费者各阶段的行为在很大程度上决定了餐饮企业食品安全。

2.3.1.2 食品安全保障策略述评

有学者从政府监管视角、企业监管视角、多主体监管视角探究食品安全保障对策。

政府监管视角下学者对食品安全保障对策的探究。早期学者提出通过完善市场信息管理制度来提高食品安全管理效能。2005 年，澳大利亚和新西兰联合颁布了食品标准法典。在美国，以食品安全为主题的法律有 30 多部，涵盖食品安全监管的各个环节。在德国，以《食品法》《食品责任法》为代表的食品安全相关的法律法规有 200 多部。Smith 等（1999）研究发现，澳大利亚法律规定餐饮经营者必须有固定经营场所，因而政府管理工作压力也减轻了。Orriss 等（2000）指出政府监管部门的职责是制定法律、法规及标准，同时规范相关执法程序。政府需要降低监管成本，以实现可持续性监管。Arrow（1996）提出政府应降低食品标签制度和食品安全管理标准的实施成本。政府需要建立专业化的食品安全管理制度。Andrew（1991）提出政府食品安全监管部门应加大监管力度、提高监督频率以及加大违法违规惩处力度，建立科学高效、快速响应、协调统一的食品风险预警系统（Nestle，2002），对所制定的政策实施过程进行把控和落实，以防止出现政府失灵的情况（Barling and Lang，2003）；优化监管资源的分配，提高监管效率（Dewaal，2003）；建立食品追溯体系，提高食品生产单位的自律意识，有助于政府对食品安全及食品管理实施更有效的控制，并有助于识别食品安全事故现场的第一责任人（Pettitt，2001）；对于存在缺陷的食品，政府部门要强制召回，以积极补救（Kevin et al.，2015）。政府需采取食品安全监管技术。在此方面，国外的著名研究成果有食品安全 HACCP 全过程监督控制体系、食品安全追溯体系等手段。Heller（2003）指出 HACCP 全过程监督控制体系能够严格防范食物传染病的发生，值得在全世界范围内普及推广；运用 HACCP 体系能提供消费者多元化食品，满足企业扩大市场份额的需求（Maldonado－Siman et al.，2014）。运用 HACCP 体系，可对海鲜食品中可能出现的化学、生物等危害进行安全控制（Busaidi et al.，2017）。Starbird（2006）提出食品生产单位可按食品安全追溯体系中所设立的食品安全标准，监督食品经营主体的主体责任；建立更专业和细致的食品安全管理制度和科学有效的食品可追溯系统能保障更安全的食品供应（Regattieri et al.，2007）。

企业监管视角下学者对食品安全保障对策的探究。Codro（2007）指出食品生产者应被赋予更多的管理和保障食品安全的责任。Xue 等（2021）提出企业溢出效应影响企业食品安全策略选择。Impraim 等（2018）指出企业应进行持续的食品卫生与安全培训，鼓励员工参加餐饮专业课程以获取更多食品安全与卫生的知识，推行全面的健康教育，提倡在加工处理食品时穿专用的工作服，定期对食品生产加工者进行体检，并提高其月收入，以提升食品安全质量（Adane et al.，2018）。

多主体监管视角下学者对食品安全保障对策的探究。发达国家非常重视在食品安全监管上加强政府和社会各主体之间的共同治理。Grossman（1981）指出政府已不是确保食品安全的唯一力量，需要其他力量发挥调节作用，重视民间自治组织和第三方组织，以保障食品安全；Henson 等（2001）提出可采取公私部门协作模式，以提高食品安全问题的治理效率。Tompkin（2001）指出政府监管部门和食品生产企业应承担食品安全监管的责任，政府和企业一起构建有效的食品安全监管系统，以最大限度地保障食品安全（Fearne and Martinez，2005；Martinez et al.，2007）；食品安全问题由各利益相关方按照科学、透明、公开、参与式管理的原则进行协同治理（Knudsen，2010）。Dreyer（2009）提出建立并有效运行公众参与沟通机构以实现政策制定的科学化；构建一个政府、企业、消费者和第三方组织相结合的食品安全问题社会治理体系（Rouviere and Casewell，2012）。Qin（2010）研究发现，食品安全问题治理效果与政府、市场和第三方的协同治理是密不可分的。从社会公众角度上，Fairman 和 Yapp（2005）指出媒体、非政府组织、行业协会等第三方组织对食品安全的监管是食品风险防控有效的补充；发现媒体报道在一定程度上对食品安全起到监管辅助作用（Dillaway，2011）；Yinghua 等（2018）提出加大政府处罚以及社会监管力度，降低因食品安全信息虚假造成的企业和社会损失。可有效解决食品安全信息造假问题。

2.3.1.3 食品安全机制述评

不同学者从国家层面、企业层面、消费者层面探究了食品安全机制。

国家层面学者对食品安全机制的研究。Faour – Klingbeil 等（2019）根据某地区国家食品安全问题，基于食品控制系统准则五要素的视角评价了国家食品安全系统。Svrčinová 等（2018）依据欧盟成员国国家食品安全数据，评估了欧盟成员国国家食品安全体系的有效性，并提出了定期实施官方食品安全控制的建议。Kharub 等（2018）分析了质量工具对以 HACCP 为基础的食品安全体系有效性的影响。

企业层面学者对食品安全机制的研究。Shen 等（2021）归纳了科学网核心馆藏（Web of Science Core Collection）关于食品安全治理研究的文章，提出了当前食品安全治理研究的特点和热点。Soon 等（2017）基于众包在提升食品质量、确保食品安全和降低食品安全风险方面的应用，提出建立食品安全促进、评价和数据处理的机制。Luo 等（2018）基于前景理论和演化博弈方法，构建了由保健食品信息搜索成本、消费者对保健食品效率的主观感知、监管部门认证效果等因素构成的保健食品安全风险演化的影响机制。Xiong 等（2020）基于 EFSA 的新兴风险项目及 Kleter 等的食品安全预警框架，提出了包括企业外部环境、内部风险、消费者关注等食品安全预警指标体系。

消费者层面学者对食品安全机制的研究。Cope（2010）提出要更加负责任地与消费者进行沟通，形成有效的食品安全消费者治理机制。

2.3.1.4 网络餐饮食品安全问题述评

Song 等（2020）研究发现，近年来外卖食品安全的话题热度呈上升趋势，外卖食品安全的话题种类繁多。网络外卖食品企业的食品安全问题是当前研究的热点问题。Chuai 等（2018）研究表明企业存在不同程度的食品安全问题，主要涉及外卖采购和外卖配送两个模块。

2.3.1.5 网络餐饮食品安全影响因素述评

Sankar 等（2020）探讨了顾客感知网上食品配送安全的影响因素，研究发现送货问题、预防性和安全性、安全服务等是影响顾客感知网上食品配送安全的因素。

2.3.1.6 网络餐饮食品安全保障对策述评

不同学者从政府监管视角、多主体协同共治视角探究网络餐饮食品安全保障对策。

从政府监管视角出发，一些学者认为政府是网上订餐食品的监管主体，更是网络食品安全的首要监护人。Dirk 等（2013）强调食品配送过程中会出现食品安全问题，政府应制定相关监管法规制度，对网购食品全过程进行监管，从而确保网络食品安全。Alexandra 等（2016）提出政府主管部门应将规范网络食品经营行为纳入监管职责范围。温哥华当地的特约记者以网络订餐服务商 SeatMe 为典型案例，进行了调研，分析得出政府对网络食品安全监管都是从对线下实体店监管开始。

从多主体协同共治视角出发，Marsden（2008）提出应建立政府监管部门、第三方机构和社会中介机构共同治理的模式，政府监管部门、第三方机构和社会中介机构应通力合作，共同参与监管，进一步加大网络市场监管力度。Philip（2009）指出在食品安全监管上，除政府外，第三方组织和公共服务机构也是重要的网络市场监管主体，应发挥自身作用。Carnen 等（2012）提出消费者是食品安全监管的重要力量，提升消费者安全意识有助于治理食品安全问题。

通过对国外学者研究情况的梳理，可以看出国外学者在食品安全问题、网络食品安全问题及保障策略上的研究较为丰富，研究的脚步也从未停止，成果不断得到转化运用。研究也呈现出内容越来越细致和方向越来越细化的趋势。针对网络食品安全监管的研究分为两大方面，一部分学者主要探讨网络食品安全监管的必要性，另一部分学者主要针对网络食品安全监管问题提出优化措施。研究经历了从强调政府监管部门的主导作用，充分发挥食品安全监管中市场主体作用，到后来的强调第三方部门参与监管，除了发挥政府的监管职能，还应积极引入行业协会、非政府组织、媒体、公众等第三方监管力量，趋向于社会共治或综合治理，形成监管合力保障食品安全。但是从现有的研究来看，欧美等发达国家学者对于互联网餐饮外卖食品安全相关研究成果较少，这主要归结于以下四点：一是国外网络餐饮外卖行业发展历程较为平稳，未出现互联网餐饮企业的极速扩张情况，因而不存在因行业发展过快而罔顾食品安全问题的情况。二是消费者对网络餐饮外卖的需求并不旺盛。国外实体餐饮业极为发达，网络订餐的发展空间较小。三是发达国家的食品安全法治建设程度较高，消费者的维权意识较强且运用法律维权的能力较强，食品生产监管的工具较为先进，违法带来的成本非常高。四是充分发挥经营者自律作用，在完备的政府规制面前，西方发达国家更加强调通过市场调节来解决食品安全问题，而非政府的直接干预，注重对线下餐饮行业的监管。由于国外网络餐饮外卖行业的发展呈现出良性、有序状态，政府对餐饮外卖食品安全监管方面干预比较少，因此，国外学者在此领域的研究也比较少。

2.3.2 国内研究现状述评

近年来，公众对食品安全问题的关注持续升温，网络食品安全问题、网络食品安全保障对策、网络餐饮食品安全问题、网络餐饮食品安全影响因素、网络餐饮食品安全保障对策等相关的研究也越来越丰富。新兴的网络餐饮行业的复杂性和特殊性使之相较一般餐饮业态食品安全控制机制的制定难度更大，相关的研究仍显不足与滞后。

2.3.2.1 网络食品安全问题述评

一些学者在繁荣的网络食品发展势头面前，开始思索其食品安全问题及隐忧。学者从网络食品质量、食品信息不对称、法律法规不完善、多主体监管不规范等方面探究了网络食品安全问题。张妍等（2016）指出网络食品具有源头广、环境卫生难保障，超过保质期、有瑕疵破损（武丽君等，2016）、质量不合格、食品信息不真实、食品标识不达标（朱芳等，2016）、食品"源头"污染严重、超限使用食品添加剂（袁小农，2017）、食品质量差（游雯茵等，2017；崔珏婷，2019）等安全问题。新鲜水果的变质问题更为显著、休闲零食的包装问题和引发身体不适问题相对较多；相对于自营电商，入驻电商的休闲零食变质问题和异物问题更为严峻，其新鲜水果品质低下问题更为明显（洪岚等，2018）。

于艳艳等（2017）、张红霞（2017）、张艳等（2017）研究指出网购环境存在着较传统市场环境更为严重的信息不对称、监管难度大等安全问题，致使网络食品质量安全的监管日趋复杂（郑艳，2019）。

胡一妮（2016）、国慧霄（2020）研究发现由于网络交易的虚拟性和不确定性，网络食品侵权行为时有发生，售后消费者难以维权（武丽君等，2016；陆安飞，2017；田嘉维，2020）、售后维权申诉困难多（田一博，2017）、维权渠道不通畅（朱芳等，2016）等网购食品安全问题频发，同时网络购物食品监督法律法规不健全（张力，2018；宫国强等，2019）、中国食品安全的认定标准不明确等现存问题致使网购食品存在安全隐患（罗云波等，2019）。

乔秋珍（2017）从我国网络购物立法较少、网络平台审核过于简单、准入门槛低、监管工作不到位、网点食品经营不规范（宫国强等，2019）、经营场所不固定、食品质量和卫生状况存在安全隐患（罗云波等，2019）、网购者维权意识淡薄等方面提出多主体监管存在的问题，使得对网络食品质量安全的监管更加复杂（郑艳，2019）。

2.3.2.2 网络食品安全保障对策述评

针对网络食品现存问题，学者从互联网思维视角、供应链视角、法律法规视角、多主体协同视角，提出了网络食品安全保障对策。

王梅文（2016）从互联网思维视角提出借鉴"开放、共享、平等、协作"的互联网精神，借力"互联网＋"的思维方式，针对网络食品安全监管的问题，充分运用网络及 IT 技术手段，构建大数据监管模型，建立政府监管和社会监督有机结合的社会共治监管体系，以实现食品安全管控的全程化和精细化（赵燕，2016），同时创新互联网监管方式，提出"以网管网"思路，创新"互联网＋"食品安全监管策略（纪杰，2018）。

徐晓璇等（2018）从供应链视角分析了网购食品供应链的构成，建立了网购食品供应链质量评价体系；利用 Borda 序值法改进风险矩阵法，定位网购食品质量安全的 6 个关键控制点（王可山等，2018；郑堂明，2019）；同时，网络食品的制作过程、添加过程与添加情况、运输情况、经营与准入都需要纳入监管（罗云波等，2019）；基于供应链中消费者与网络卖家在博弈过程中不同的选择，提出通过加大对劣质卖家的处罚力度、增强消费者识别劣质卖家的能力等（国慧霄，2020），以有效保证网购食品的质量安全。

吉树海（2016）从法律法规视角提出为确保京津冀地区间食品安全法

律实施的协调和同步，应构建有针对性的京津冀食品安全法治保障机制；从法律制度和责任承担入手，探索完善网络食品销售行为规范法律，以实现销售者和消费者在网络环境下的共赢（钟晓玲，2016）；立足于互联网时代我国食品安全的实际情况，完善相关的法律法规（刘洁睿等，2017；欧雅姿，2018；段威，2018）；建立食品安全追溯系统等详细的解决方案（袁小农，2017），为促进网购食品交易合法有序发展提供依据；从现行法律法规角度，市场监管部门应创新监管模式、规范网络食品经营秩序、推进社会共治以及"重奖重罚"制度（梁福政等，2017）；运用法律法规及食品检验检测机构等对网络食品进行全面的安全监控管理（向俊，2018）；应基于跨境电子商务快速发展带来的进口食品安全问题新特点，健全食品安全治理的法律体系，科学配置法律责任，充分发挥公司的治理作用，建立高效的信息披露和共享机制（王雪、顾成博，2021）。

何煜（2017）、周静峰等（2020）从多主体协同视角，基于互联网思维的概念，从网络平台、消费者及监管方式三个层面提出完善网购食品安全监管的措施；张红霞（2017）基于网购市场中食品质量安全信号传递博弈模型，从网络食品卖家与消费者视角，提出了确保网购食品质量安全的对策；王霁平（2017）强调各地方执法点、消费者、商户、电商平台约束自己的行为，力促更好地实现网络食品安全的目标；陆安飞（2017）从建立网络食品安全监督管理法律体系、建立公众参与网购食品安全监管机制、加强宣传教育、建立社会共治的食品安全问题治理体系等方面确保网购食品安全；突出"源头严控、过程严管、全程监督"的重要性，康智勇等（2019）强调多元参与、协同共治网购食品安全问题的必要性，拓宽网购食品安全问题治理的思路；基于反身法理论，张锋（2021）提出完善我国网络食品安全问题治理的制度保障机制、平台责任机制、社会共治机制、信用评价机制和政府监管机制。

2.3.2.3 网络餐饮食品安全问题述评

随着一系列网络餐饮食品安全事件的曝光，网络餐饮食品安全问题引起了社会各界的广泛关注。学者从网络餐饮安全意识、网络餐饮质量、网络餐饮配送、多主体监管等方面探究了网络餐饮食品安全问题。

吴宇驹等（2016）研究表明大部分消费者对网上订餐的食品安全意识不强，信息获取途径少；消费者的食品安全知识匮乏，一半以上的消费者甚至不清楚网络订餐食品安全属于哪个监管部门的职能（李妍琳，2016）；大学生网络餐饮卫生安全意识不足，相关法律知晓率较低（李思佳等，2018）。

胡梦婷（2017）研究发现消费者视角下外卖商家的食品安全问题主要表现为食材不新鲜，菜品质量难以控制；此外还有加工环境不卫生、食品卫生安全难以保证，成熟度不高、食品温度得不到保障（崔文超等，2019）；引起身体不良反应、劣质餐具等（洪岚等，2019）；外卖食品过期、网络餐饮质量差（董笑含等，2020）等。

在网络餐饮配送上，学者从配送模式、配送员、配送工具以及交通安全方面阐述了网络餐饮配送问题。胡梦婷（2017）指出餐饮外卖业普遍存在售后反馈不及时、外卖配送时间得不到保障，配送速度难以保证，备注功能形同虚设；配送体系、配送流程监管、准入机制和标准化管理不规范（游佳，2017）；外卖配送模式中商家与配送人员存在一系列问题（龚心怡等，2019）；电商物流"最后一公里"配送模式中存在配送服务、配送成本、配送时效、配送难度及配送工具的问题（郑书渊，2019）；校园外卖配送中现存设施问题、人员问题及系统问题（笪静等，2019）等配送模式带来的食品安全问题。不同学者的研究指出了外卖配送中送餐人员的资质问题、劳动关系的认定、送餐人员的交通隐患、社会保险不全面（李哲璇，2017）；职业道德缺失、素质较低（钟水青，2019），行为不规范（祝坤艳等，2020），骑手违规、服务不规范（熊梦杰等，2020）；不具有健康证明与食品安全相关知识，难以系统掌握食品安全相关信息（师景双等，2020）；行业缺乏自律（李慧茹，2021）等一系列外卖配送员带来的食品安全问题。吴文治等（2017）指出外卖食品配送环节的安全卫生问题频发，配送工具使用、清洁达不到标准；外卖配送箱的消毒、管理以及卫生情况成为食品安全隐患（张正柱，2019；王鑫，2020）。郑海宇等（2016）、刘秀清等（2017）提出餐饮外卖行业快速发展带来了食品安全隐患和交通安全隐患、校园交通安全隐患（乔停停等，2018）等社会治安问题（王恩全等，2019）以及外卖小哥成为交通事故高发群体（任倩倩，2020）等一系列配送过程中交通安全问题。

在监管问题上，学者从政府监管、第三方平台监管、多主体监管等方面探讨了网络餐饮食品安全问题。

在政府监管方面，苏鑫佳（2017）指出我国在网络订餐服务食品安全领域法律法规建设存在滞后性，网络订餐监管相关法律法规的可执行性较低（钟雅祯，2019），地方政府相关规制水平存在差异（郭瀛，2020）；政府监管职能交叉模糊；监管部门心态矛盾，食品安全监管理念陈旧；监管队伍不能满足监管实际需要，网络订餐食品安全监管人才资源缺口巨大（钟雅祯，2019）；监管环节增加带来监管难度增大，监管资源不足；信息化监管手段匮乏，政府监管主客体数据共享机制尚未形成，监管信息获取困难，监管手段单一（郭瀛，2020）等网络订餐行业食品安全政府监管问题。

在第三方平台监管方面，张锦（2018）提出在网络餐饮食材选择、餐品加工制作与配送以及消费者维权等方面存在第三方平台监管漏洞，平台内的日常管理缺位、消费者保护缺失、信用评价失真等第三方平台监管问题尤其严重。

在多主体监管方面，谢丹颖（2018）指出网络餐饮市场面临的食品安全问题十分严峻，具体表现为经营资质不完备，后厨卫生、食品加工制作人员卫生不达标，入网餐饮服务提供者自我监管失灵（钟雅祯，2019），外卖商家良莠不齐（魏高歌，2020；张嘉琪等，2020），平台企业的主体意识和自我监管能力不足（郭瀛，2020）；第三方外卖平台监管责任落实不到位（尹彬，2019），网络订餐第三方平台管理作用未能发挥、食品安全信息公示不足（钟雅祯，2019），平台对外卖商家管控不严（魏高歌，2020）；配送卫生不达标（谢丹颖，2018），餐品在运送过程中变质（魏高歌，2020；张嘉琪等，2020），外卖配送质量存在问题（王楠一，2020）；市场宣传不真实、维权路径不通畅（谢丹颖，2018），消费者参与监管方式单一、消费者参与治理的意识和知识培育不足（钟雅祯，2019）；缺乏相关公益组织（钟雅祯，2019），社会组织参与监管力度不够，社会监督缺位（郭瀛，2020）以及行业自律机制发挥不足等问题（尹彬，2019）。政府监管职能交叉模糊，监管手段单一（郭瀛，2020）。

2.3.2.4 网络餐饮食品安全影响因素述评

在网络餐饮食品安全影响因素的研究上，学者从宏观环境因素和微观内驱因素两个层面进行了深入探讨。

宏观环境层面，万龙江（2017）探讨了网络订餐的特殊性，食品安全法律体系（顾加慧等，2017）、政府监管（万龙江，2017；李研等，2018；刘永胜等，2019）、国家政策（靳鹏飞等，2021）等制度环境，行业环境（李研等，2018），媒体监督（刘永胜等，2019）等社会环境及技术环境（靳鹏飞等，2021）等网络餐饮食品安全的影响因素。

微观内驱层面，刘永胜等（2019）、靳鹏飞等（2021）从平台监管松懈等平台管理环节，商家的意识观念薄弱（李研等，2018）、经营者管理滞后（万龙江，2017）及管理水平较低（李研等，2018；刘永胜等，2019）等商家管理环节，原材料质量较低等原材料供应环节，企业诚信水平较低、企业员工素质较低等商家外卖制作环节、配送环节（靳鹏飞等，2021），消费者维权意识薄弱（顾加慧等，2017）等消费者环节（靳鹏飞等，2021）视角探究了网络餐饮食品安全的影响因素。

2.3.2.5 网络餐饮食品安全保障对策述评

学者从政府监管、网络餐饮平台监管、配送保障、多主体协同共治等视角探究了网络餐饮食品安全保障对策。

在政府监管上，贺娴（2017）提出加强"屏幕监管""数字监管"和"智能监管"的监管思路，健全网络餐饮溯源信息系统与网络亮灶系统（张锦，2018）、加强网络订餐安全监管技术体系（张锦，2018；郭瀛，2020），依靠抽查检测、大数据等新工具进行有效监管（张锦，2018）。加强政府引导和规制（贺娴，2017）、完善法律法规（杨思戌，2017；郭瀛，2020）、加大执法力度和处罚力度（张锦，2018），加快出台新业态下网络外卖食品安全监管方面的配套规章制度与措施（孙秀娇，2019）。规范主体准入机制（杨思戌，2017）、监督入网餐饮服务提供者落实食品安全主体责任（钟雅祯，2019）。规范第三方平台监管行为（杨思戊，2017）、监督第三方平台落实管理责任（贺娴，2017；孙秀娇，2019；郭瀛，2020），督促平台履行第三方义务（张锦，2018）、加强对外卖平台的监督与管理并加大惩罚力度（孙秀娇，2019）。完善专管机构（刘毅等，2019）、推动监管队伍专业化建设（郭瀛，2020）、开展线上线下一体化监管（钟雅祯，2019）。建立食品安全监管协作机制（杨思戊，2017）、建立跨行政区域政府监管部门间的联合监管机制（孙秀娇，2019），推进食品安全社会共治（贺娴，2017），完善网络订餐食品安全举报奖励制度、组建网络订餐食品安全志愿者队伍（钟雅祯，2019），畅通社会监督渠道（郭瀛，2020）。

在网络餐饮平台监管上，王三虎等（2018）指出网络餐饮平台承担着法律赋予的对入网商户的资格准入审核义务、经营行为注意义务、连带责任和先行赔付义务，审核公示义务、监控报告与制止义务及争端解决义务（王红霞，2020）。构建基于区块链技术的外卖餐品食材追溯系统、网络餐饮服务第三方平台与政府市场监管部门数据互通的信任系统、新型食品生产经营许可证共享平台系统（刘柳，2019），建立全过程食品安全管理体系，共享信息，实现线下线上规范并行（王三虎等，2018）。发挥市场机制作用，实现末位淘汰，加强风险沟通，引导消费者正确认知以实现社会共治（王三虎等，2018）。全面完善事前合规机制，形成高效的事中监督机制，健全事后查处机制，强化网络餐饮食品安全保障（王红霞，2020）。

在配送保障上，张正柱（2019）提出建立外卖配送箱消毒管理系统，在配送箱上装入智能消毒芯片，自行完成消毒工作和实时数据的采集，引入智能消毒App，实时观察配送箱的消毒状态，完善配送设施（左丽丽等，2021）。优化配送管理、提高外卖配送服务效率和质量（李转等，2019；左丽丽等，2021），以确保配送过程中的食品安全。

在多主体协同共治上，谢丹颖（2018）、姜素芳等（2018）、李进进（2019）、尹彬（2019）指出政府需完善网络餐饮食品安全法律体系、监管模式与标准体系（谢丹颖，2018），加大法定惩罚，提升监管人员专业化能力（张九玲，2018），加大监管力度（范小杰，2018）；合理配置监管资源（范小杰，2018），建立统一的信息发布平台（谢丹颖，2018）；引导多方参与监管（姜素芳等，2018；张九玲，2018；胡颖菲，2019；龚心怡，2019；尹彬，2019；侍依阳，2019），提高监管效率（范小杰，2018），健全网络餐饮食品安全社会共治运行机制（李进进，2019；卢勇，2020）。平台需落实监管义务（谢丹颖，2018），强化主体责任（姜素芳等，2018），严格监管（范小杰，2018；李进进，2019）；平台需加大信息化建设（尹彬，2019；卢勇，2020），建立食品加工信息平台与入网餐饮服务提供者信用评价平台（谢丹颖，2018）。发挥社会各界力量共同治理网络餐饮安全问题（张锦，2018；谢丹颖，2018；尹彬，2019），常态化食品安全宣传教育（姜素芳等，2018），注重培养消费者的监管意识（范小杰，2018）及消费者权益保护意识（李进进，2019）。

2.3.2.6 网络餐饮食品安全控制机制述评

学者从供应链视角、多主体共治视角探究了网络餐饮食品安全控制机制。

张红霞（2017）从供应链视角下探究食品安全控制，从食品安全能力风险、食品安全合作风险、食品安全市场风险三个层面构建食品安全风险控制框架；以电商外卖为代表，从网络易逝型食品在生产、加工、配送等供应链环节出现的质量隐患，提出利导因子和限制因子影响供应链选择食品质量控制策略的双重作用机制（孙冬石和吴耕，2018）。管舒瑶等（2019）、徐航（2019）从政府、餐饮O2O平台、餐饮O2O企业、物流配送团队等多主体共治视角，研究餐饮O2O食品安全控制机制。王建华等（2020）构建餐饮平台参与监管下的政府和商家行为的演化博弈模型，探究互联网订餐监管对策演化机制。

在研究内容上，近年来，学者在网络食品安全问题、网络食品安全保障对策、网络餐饮食品安全问题、网络餐饮食品安全影响因素、网络餐饮食品安全保障对策与网络餐饮食品安全控制机制上的研究颇丰，从不同视角进行了深入研究。学者从网络食品质量、食品信息不对称、法律法规不完善、多主体监管不规范等方面探究了网络食品安全问题。从互联网思维视角、供应链视角、法律法规视角、多主体协同视角，提出了网络食品安全保障对策。从网络餐饮安全意识、网络餐饮质量、网络餐饮配送、多主体监管等方面探究了网络餐饮食品安全问题。从宏观环境因素和微观内驱因素两个层面深入探讨了网络餐饮食品安全影响因素。从政府监管、网络餐饮平台监管、配送保障、多主体协同共治等视角探究了网络餐饮食品安全保障对策。从供应链视角、多主体共治视角探究了网络餐饮食品安全控制机制。

综上所述，迄今国内学术界对食品安全的研究从未停止，呈现出以下几个特点：第一，国内学术界对食品安全问题的研究成果颇丰，已较为成熟。在中国知网数据库中以"食品安全"为主题进行精确搜索，得到188128条结果，其中"网络食品安全"就有15058条结果。本项目从现状问题角度、保障策略角度以及其他角度归纳了国内学者对网络食品安全进行的研究。第二，较之于传统餐饮食品安全相关研究，目前国内学者对网络餐饮食品安全的研究较少。在中国知网数据库中以"网络餐饮"＋"食品安全"进行精确搜索，显示相关文献结果有542条；以"网络订餐"＋"食品安全"进行精确搜索，显示相关文献结果有448条。这些研究大多针对网络餐饮市场的某一参与主体、某一地区进行食品安全研究，或是对热点事件进行案例研究。在较少的网络餐饮食品安全相关研究中，国内学者对餐饮O2O食品安全的研究呈现出数量少的特点，只有41条。第三，国内学者对餐饮O2O食品安全问题的相关研究范围较窄，缺乏系统全面的研究。从前文可见，学者大多针对现状问题、运营模式、影响因素进行研究。针对餐饮O2O配送环节食品安全控制机制、保障策略的研究极少。第四，现有的关于网络餐饮食品安全机制、对策研究中都呈现出强化政府监管、强调落实物流配送团队责任、呼吁社会协同监管的趋势。

总体来说，目前国内外学者均对食品安全领域进行了较为全面系统的研究，研究范围涉及食品安全理论、食品安全法律、食品安全问题、食品安全监管模式等，但对于网络餐饮食品安全的研究则较少，近年来我国学者对网络餐饮行业的研究，大多聚焦食品安全乱象与问题、食品安全监管、参与主体食品安全、营销策略以及发展模式等。学者对餐饮O2O食品安全的研究更是寥寥无几。虽然国外对网络餐饮食品安全的相关研究较少，但是网络餐饮是餐饮的一种形式，对网络餐饮的监管自然脱离不了传统食品行业监管大格局，本项目可以从国外食品安全监管经验中获得启发，取其精华。食品安全关乎国家发展，关乎亿万家庭的幸福，网络餐饮作为一种新兴的商业模式异军突起，给公众的生活带来了极大便利的同时也暴露出许多安全隐患。本项目在梳理当前网络餐饮和餐饮 O2O 食品安全的相关研究后能够把握已有研究的发展趋势，为后续的深入研究奠定坚实的理论基础。

3

相关概念及理论基础

3.1 相关概念

3.1.1 餐饮O2O

餐饮O2O还有许多其他的同义术语，比如"网络订餐""网络餐饮服务""网络外卖""互联网餐饮"等。餐饮O2O行业作为一种新兴产业，近年来虽然发展速度迅猛，但是国内外学者对其研究程度不高，研究理论不够成熟，关于餐饮O2O的参考资料也相对较少。当前我国还没有关于餐饮O2O一词较为统一权威的定义。但是相关文件资料表明，网络餐饮服务在一些法律法规中给出了解释与定义。

从地区层面来看，《上海市网络餐饮服务监督管理办法》于2016年6月通过，2016年9月1日开始实施，也是第一次对网络餐饮服务做出官方界定，2017年12月15日实施最新修订办法，对于网络餐饮服务的概念进行了界定。网络餐饮服务，是指餐饮服务提供者通过互联网发布餐饮服务信息或者接受订购需求后制作并配送供应膳食的食品经营活动，以及网络第三方平台提供者为餐饮服务交易双方提供网络食品交易平台或者信息发布服务的活动。

内蒙古自治区《内蒙古自治区网络订餐食品安全监督管理办法》于2016年8月1日开始实施，对网络订餐的定义进行了阐述。网络订餐是指餐饮服务经营者通过互联网（含移动互联网）接受送餐订单，制作并配送餐饮食品的经营活动。

2016年12月，湖北省制定了《湖北省网络订餐食品安全监督管理办法》。该办法第三条也对网络订餐这一概念做出了相关界定。办法在网络订餐定义的交易媒介中增加了电话方式，除了网络平台外，将电话订餐需求也归为网络订餐服务，该服务包括了餐饮提供方的自主平台，也包括了第三方提供的平台。

从国家层面来看，国家食品药品监管总局为对网络餐饮食品安全的监管和相关餐饮行业主体经营者的行为分别进行加强和规范，在 2017 年 11 月公布的《办法》中首次提及"网络餐饮"等概念。国家市场监督管理总局 2020 年 10 月 23 日公布了《办法（2020 修订）》，指出，在中华人民共和国境内，网络餐饮服务第三方平台提供者、通过第三方平台和自建网站提供餐饮服务者，利用互联网提供餐饮服务及监督管理，适用该办法。

本书中，餐饮 O2O 是指消费者通过网络平台进行线上订购，餐饮提供方通过网络平台进行产品和服务宣传，在收到消费者相关服务需求时，线下完成消费者的需求内容并实现远程送达的活动。本定义中体现了餐饮提供方、网络平台、消费者三个主体，网络平台既可以是餐饮提供方自主平台，也可以是第三方交易平台。

3.1.2 食品安全

食品安全一直都是人们广泛关注的热点。食品安全概念并非一成不变，而是相对变化的。世界卫生组织对食品安全概念做出相关界定，指出食品安全是在食品处理各环节中采用合适的处理方式让食品的各类指标达到相应标准，并关注食品处理的各个流程，以保障消费者的基本健康需求。

随着社会生产力和科技水平的不断提升，我国政府对食品安全的关注度日益提升，对食品安全概念也有了法律定义与解释。20 世纪 80 年代，我国开始实施《中华人民共和国食品卫生法》（以下简称《食品卫生法》）（已废止），其中提到：食品安全包括食品的毒害性和营养价值规定，健康安全的食品不仅应当无害无毒，还要能够提供相应的营养价值。在新中国改革开放之后，《食品卫生法》和《宪法》在同一时期颁布实施，这也说明了我国政府在当时就充分意识到食品安全监管的重要性。进入 21 世纪，

《食品安全法》在2009年的全国人大常委会上审议通过，并于2015年4月24日、2018年12月29日、2021年4月29日先后三次修订。该法的颁布意味着食品安全这一概念首次以法律的形式呈现给全民大众。《食品安全法》对食品安全进行了定义，食品安全指食品无毒、无害，符合应当有的营养要求，对人体健康不造成任何急性、亚急性或者慢性危害。至此，食品安全的概念经过了多次变化，已经较为系统、规范。

3.1.3 餐饮O2O食品安全控制

餐饮O2O食品安全包括原材料安全、添加剂安全、制作场所安全、包装餐具安全、配送过程安全等要素。在众多要素中，任何一个出现问题，都可能给消费者的健康带来现实或潜在的危害。本书中所提到的餐饮O2O食品安全控制是指政府部门协同餐饮O2O平台、餐饮O2O企业（网络餐饮服务提供者）、物流配送团队、消费者和其他社会监督力量等多元主体对餐饮O2O服务经营活动"从制作场所到消费餐桌"配送全过程食品安全进行规范与监管。

3.2　理论基础

食品安全涉及餐饮生产者、餐饮经营者、消费者，是一个社会公共利益共同体，食品安全一旦产生问题，往往会得到人们更多的关注。随着数字经济的飞速发展，网络餐饮生产者和网络餐饮经营者在逐利性的指引下不愿投入更多的成本，使得网络餐饮食品安全问题日渐突出。网络餐饮食品安全问题的产生，一方面来源于网络餐饮生产、流通过程中质量控制不完善，另一方面则来源于网络市场信息不对称导致的市场失灵和食品的公共物品属性引发的公共利益问题。在餐饮O2O食品安全问题上，餐饮O2O的信息不对称和公共利益受损更为明显。因此，从信息不对称理论、多中心治理理论等方面来探讨餐饮O2O食品安全控制显得尤为重要。

3.2.1　信息不对称理论

20世纪70年代，美国的三位经济学家，乔治·阿克尔洛夫、迈克尔·斯彭斯和约瑟夫·斯蒂格利茨分别从不同的视角和不同的领域出发，对信息不对称的情况进行研究分析，并提出相关理论。这三位学者在信息不对称领域内作出了巨大的贡献，为之后的理论研究奠定了基础，并于2001年获得了诺贝尔经济学奖。

最先开始研究信息不对称理论的是乔治·阿克尔洛夫。他于1970年在哈佛大学经济学期刊上发表了著名文章《次品问题》，并首次对"信息市场"的概念进行了描述和解释。他以二手车交易市场为研究对象，通过长期的观察发现，在市场交易过程中，出现了许多由于交易双方对车况信息掌握不一致而产生的矛盾和冲突。一般来说，卖家对于车况信息的了解程度总比买家高，对买家的心理又有一定了解，于是他们对于低价位买主通常会采用较为低劣的以次充好的手段混淆买家视线，在进行交易时满足那些追求低价的买主，这样长时间经营交易下来，便出现了二手车的质量越来越差的现象，并且使得二手车交易市场难以经营下去。

迈克尔·斯彭斯的研究重点放在了人力资源市场。在《劳动市场的信号》一文中，他提出，在人力资源市场中用人单位与求职者之间的信息不对称现象比比皆是。求职者为了获得一份好的工作，经常在外在形象、毕业证书等方面加以包装，使用人单位难以辨别。针对这种情况，迈克尔·斯彭斯提出了"获得成本"的概念。他指出，求职者呈现给用人单位的毕业证等资格证书越难获得，该求职者就越具有可信度，比如说拥有名牌院校哈佛大学毕业证书的求职者的才华能力比普通学校毕业的求职者的才华能力更高。

约瑟夫·斯蒂格利茨是三位代表中名声最大的一位，在经济学、公共管理等领域有丰富的研究成果，作出了卓越的贡献。他在研究信息不对称理论时，侧重将其与保险市场相结合。投保人与保险公司之间对于相关信息的了解和掌握程度不一样，部分车主在私家车购买保险之后，日常行车对车辆不爱惜，也不经常保养，这使得保险公司的赔付率很高。他在解决保险买卖过程中的选择问题上，提出介于自赔率和保险费之间的两种逆向投保方式，即提供给购买保险的一方高自赔率加低保险费和低自赔率加高保险费两种选择。通过研究可以发现，信息不对称现象在新兴金融领域表现得更加明显与普遍，不法分子投机取巧进行企业骗贷、出口骗退等行为，都与此息息相关。

根据诺贝尔奖获得者在不同领域的详细研究，对信息不对称理论的概念归纳阐述如下：在市场买卖交易过程中，买卖双方主体所了解和掌握的信息资源有很大不同，通常情况下，卖方主体会比买方主体掌握和了解更多关于商品的具体信息，也就是会出现双方信息掌握不对称的情况，而这种信息不对称很可能会引发道德风险和逆向选择，极易诱导商家以此来谋取更多的利益，进而妨碍市场公平交易，降低市场资源进行帕累托最优配置效率，使市场中出现大量低质量商品，真正的高质量产品却难以生存，最终引发市场失灵。

信息不对称现象在市场经济运行活动中普遍存在，基本上在所有商品交易领域都有出现，网络餐饮行业也不例外。相较于传统餐饮行业，网络餐饮行业在信息沟通上存在更大的不对称障碍，消费者和监管者基本无法知晓餐饮商家的信息哪些真实、哪些虚假，监管难度也较大。一方面，消费者难以准确判断餐品的安全性。送达消费者手中的是已经加工好的餐食，存在网络餐饮经营者的经营规模、环境卫生、选用食材、配送过程等信息盲区，未能进行双向传递，消费者无法全面掌握，只能通过网上宣传展示平台获取极少的餐饮商家信息，甚至还无法辨识其真伪性、准确性，进一步加剧了信息不对称。这也给部分餐饮商家极大违法空间，他们出于节约成本考虑往往忽略餐食制作的安全隐患，消费者的合法权益面临不法侵害。另一方面，监管难度变大。政府监管部门通过平台上几张简单的图片无法准确获取餐饮商家资质、后堂空间布局、从业人员健康状况、餐具卫生、菜品质量、进销货台账等信息，更多的是寄希望于网络餐饮平台和餐饮商家能够履行食品安全主体责任，加大自查自纠力度。然而，网络餐饮平台和餐饮服务提供者由于自身追逐利益的本性，这种期望值能够达到多少还要打个大大的问号。

基于信息不对称理论，信息不对称现象是食品安全问题的重要原因之一，对网络餐饮行业有一定负面影响，无法很好调节和控制相应市场。鉴于此，唯有政府部门会同各方社会主体对网络餐饮市场进行管理，才能有效改善网络餐饮经营活动中的信息不对称情况，为网络餐饮市场提供更加安全、放心的食品。

3.2.2 整体性治理理论

整体性治理理论强调整合优化，将原有的部分进行融合规划。整体性治理理论弱化分片和分支的治理，强调整体的协作功能，以提高治理效能。整体性治理理论的发展具有一定的时代背景和条件，是一定理论和特定条件发展的产物。在理论方面，新公共管理理论已不能很好地服务当时西方国家的企业和社会管理，也不能为解决问题提供有力指导。在社会条件方面，信息技术的高速发展使各行各业以及各部分的资源实现了一个整体融合，整体发展变得密不可分，信息时代的进步促进了整体理论的发展。正是由于信息技术的发展，各类资源和各个部门能够实现在同一平台的整合发展，此时需要一个理论支撑，以指导整体规划和发展的前进。

整体性治理理论的代表人物佩里·希克斯针对新公共管理运动产生的争议问题，1997 年在《整体性政府》一书中首次提出"政府再造的方向，即整体性政府"。他认为英国的发展方向应该是整体规划治理，而不是单独方向的单线发展。在后来的研究中，希克斯又与其他学者共同提出了"整体性治理"的理念，通过分析当时英国整体发展环境，深度解析英国发展问题和整体性治理的具体实践，正式提出了"整体性治理"的整体研究体系。

整体性治理理论主要包括以公共需求为导向、注重政府内部协调、注重政府整合主导地位、注重运用信息技术、建立整体的信任与责任感这五个方面。

3.2.2.1 以公共需求为导向

提出整体性治理理论是为了解决当时社会发展中存在的一些民生或者是经济治理问题，在整个政治治理体系工作中公共需求是核心也是根本，整体性治理理论产出的动力也是更好地解决公共需求。整体性治理是为了推动政府更加关切公共的需求。通过了解并解决公共需求问题，不断完善整体规划和整体运作能力。从整体的角度观察问题，解决需求，同时提高政府整体的公共形象。公共的需求是对政府职能的考验，也是政府工作的价值体现，解决公共需求推动着整个治理工作的发展。因此，政府需要深入基层，深刻了解公共需求，通过深入了解探究公共需求解决方案。餐饮 O2O 的兴起和飞速发展满足了当今各类群体的不同吃饭需求。在餐饮 O2O 的快速发展过程中，出现了很多食品安全问题。现今，餐饮 O2O 食品安全成为大众极其关注和急需解决的公共需求。

3.2.2.2 注重政府内部协调

政府工作较为繁杂，且在治理过程中存在着各个环节的分部门治理。

因此，如果将各个环节以及各个部门联合起来，能够提升各个环节工作的整体价值。同时通过合作协调，能够减少部门之间的沟通矛盾，实现整体资源共享，提高整体的协作能力，提高管理治理效率。政府内部的协调并非为了加强或者抑制某一个部门，在协调发展过程中，每一个部门既是独立的单元又是整体中的一分子，同时，各个部门之间也是共同进步的关系。每个部门充分了解自身的主要职责，同时配合其他部门进行信息提取、方案交流等，实现政府部门内部信息的畅通共享发展。政府协同模式强调的是政府部门能够做什么，能够起到什么作用。这种整体共同发展能突破原有的分散治理瓶颈，并在不断的协同工作中减少冲突。餐饮O2O涉及的环节较多且复杂，需要政府将多个部门联合起来，以实现餐饮O2O食品安全整体工作的协调，真正实现整体信息资源共享，提升整体多部门的协作能力，提高政府治理效率。

3.2.2.3 注重政府整合主导地位

无论是经济发展还是社会治理，都强调一定的市场主动性和能动性，但是政府在整个治理过程中仍要占据主导地位。政府整合主导地位是政府职能要求，也是社会治理的需求。政府部门和外界资源需要实现整合发展，借助协同合作力量解决社会治理难题。政府在各个社会功能体中应处于主导地位，主要表现在政府具有权威性，且政府的基本功能是维护群众利益，只有联合的整体才不会被其他利益方控制。政府在整个综合发展体系中处于主导地位，始终保持着以公众需求为导向，在发挥市场主动性和社会发展能动性上予以一定的方向调控，共同推动社会整体发展。餐饮O2O食品安全监管涉及多流程、多主体，监管难度较大，单独依赖政府管理存在一定局限性，需要结合社会其他力量实现整体治理。如今，政府在餐饮O2O食品安全监管方面一直处于主导地位，政府需根据不同时期的餐饮问题出台相应的管理办法和监督法规，同时政府在监管中行使真实监管的行政权力。

3.2.2.4 注重运用信息技术

信息技术的发展为整体性治理理论的发展提供了一定的工具和手段。

信息技术的发展能够实现系统的分类整合和资源的重整。借助于信息技术的发展，政府可实现系统化管理和协同操作管理。信息技术能够加固政府主导地位，为实现整体发展治理目标提供了有力的工具。通过信息化发展，政府能够高效地获取各行各业的信息，并对社会单元实现智能化管理和工作协同发挥指导作用。同时，借助信息平台，政府能够打造便民平台以及群众监督平台，更好地发挥群众监督力量，实现社会各方资源的高效整合。政府运用大数据等信息技术手段，将餐饮O2O各环节数据信息化，建立餐饮O2O食品安全监管大数据平台。政府可与餐饮O2O第三方平台建立信息共享机制，获取餐饮O2O商家的信息、评论反馈及投诉举报等内容，根据大数据筛选的结果实现对违法商家的精准定位，做到精确打击、靶向治理。政府还可利用技术手段建立餐饮O2O食品安全追溯系统，做好供应链的跟踪和溯源，对餐饮O2O行业的原材料供应、餐饮生产加工、物流配送等重点环节实施监控。这样，不仅能够实现常态化精准监管，而且对政府治理能力的提升也有着非常关键的作用。

3.2.2.5 建立整体的信任与责任感

建立信任与责任感是在整体治理当中各个单元体需要注意的方面。信任与责任感具有高度的自我引导作用，从文化层面和精神层面影响着各单元体的发展。只有各单元体实现了内部以及互相之间的信任，整个单元体才能够高效地运作。各单元体之间实现信任，即实现信息资源的畅通、实现方案的平等交流制定。而责任感对于各单元体来说主要体现在认可并推动政府制定方案、高效落实具体方案、诚实地反馈方案效果。解决问题是整体治理的关键所在，所有的要求和条件都是为了实现问题的高效解决，而责任感可以真正衡量问题的解决效果。餐饮O2O食品安全监管既涉及政府内部各个部门主体的监管，又涉及政府外部餐饮O2O平台、餐饮O2O企业、物流配送团队、媒体、用户等主体的监管。在餐饮O2O食品安全监管过程中，政府实现了内部各个部门之间的信任以及政府与外部餐饮O2O平台、餐饮O2O企业、物流配送团队、媒体、用户之间的信任，整体监管才能高效地运作，实现信息资源的畅通以及方案的平等交流。出于各主体的责任感，餐饮O2O平台、餐饮O2O企业、物流配送团队能够认可并推动政府制定方案，并且高效落实具体方案，媒体、用户能够诚实地反馈方案效果。

对于餐饮 O2O 行业来说，整体性治理具有较高的实用性和适用性。第一，整体性治理理论是为了解决餐饮 O2O 行业飞速发展带来的餐饮 O2O 食品安全上的公共需求。第二，因餐饮 O2O 环节复杂、监管难度较大，需政府内部联合多个部门，实现餐饮 O2O 食品安全整体工作的协调，提升整体多部门的协作能力。第三，餐饮 O2O 食品安全监管涉及多流程、多主体，单独依赖政府管理存在一定局限性，需要结合社会其他力量实现整体治理。如今，政府在餐饮 O2O 食品安全监管方面一直处于主导地位，针对不同时期的餐饮问题出台相应的管理办法和监督法规，在监管中行使真实监管的行政权力。第四，信息技术的飞速发展是促进餐饮 O2O 发展的必要条件，而整体性治理也需要依赖信息技术实现整体信息的共享和管理。政府部门也需要通过网络数据对餐饮 O2O 进行整体的管控。第五，在餐饮 O2O 食品安全监管过程中，政府通过内部各个部门之间的信任以及政府与外部餐饮 O2O 平台、餐饮 O2O 企业、物流配送团队、媒体、用户之间的信任，可实现信息资源的无障碍沟通以及方案的平等交流，以提升整体监管的高效性。

3.2.3　多中心治理理论

20 世纪 80 年代多中心治理理论在美国出现，是当时公共管理领域出现的一种新的理论研究。最先研究和创立这一理论的是美国著名的学者文森特·奥斯特洛姆和艾莉诺·奥斯特洛姆夫妇。该理论认为国家治理单靠政府是远远不够的。多中心治理理论基于自主治理模式，在具体的规制过程中，政府不再是单独的治理主体，还需要协同社会组织、社会公众等多方力量，在法律规定的范围内行使各自的权利，形成多方参与的共治格局，有利于治理的决策更加民主化、科学化。

在奥氏夫妇的多中心治理理论提出之后，许多专家和学者对该理论的丰富内涵进行了研究。比如，治理理论研究领域的代表人物罗伯特·罗茨从相互独立的六个方面来解读多中心治理概念；英国学者格里·斯托克从五个维度描述了多中心治理理论的特点。这些学者思想的共同点就是强调了治理过程中政府与民间组织的合作。我国学者俞可平在文章中也指出，多中心治理理论视角下国家的权力中心更加多样化，不再只是以政府为唯一权力中心，社会上的各种机构、组织只要能够维护公共利益、获得人民群众的认可就可以成为社会权力的中心。

网络餐饮行业相比传统餐饮行业增加了许多环节，并有多个主体参与其中。信息不对称、市场失灵和政府失灵等各种各样的因素使得传统的食品安全监管方式已经难以适应现阶段灵活多变的网络餐饮食品安全监管需求。因此，基于多中心治理理论，餐饮O2O食品安全监管要转变政府作为单一监管主体的模式，需要将餐饮O2O平台、餐饮O2O企业、物流配送团队、消费者以及其他社会组织纳入监管主体中。通过调动各方参与积极性，建立科学、完善的餐饮O2O食品安全监管体系，倒逼餐饮O2O平台和餐饮服务提供者、餐饮O2O企业及物流配送团队在日常经营中规范行为，从而推进网络餐饮行业市场健康有序发展。

3.2.4 企业社会责任理论

2000多年前，亚里士多德提出了"社会责任"的理念，他认为在一个治理良好的社会中，公民不能过着毫无高尚可言且有损人格的匠人或商人式生活。200多年前，亚当·斯密在其著作《道德情操论》中强调经济活动中"自利"和"利他"需要有机结合，部分社会责任应由企业等主体进行分担。现代公司的加速发展，暴露出更多企业的社会问题。1916年，美国学者克拉克首次提出"企业社会责任"一词，他认为企业负有很大的社会责任，应该重视有责任感的经济原则。20世纪50年代，企业社会责任理论与实践逐步得到完善，并持续至今。霍华德·鲍文在《商人的社会责任》（1953）中，提出了"企业社会责任"理论，他认为企业是社会责任的主体，管理者只是受企业的委托实施社会责任，企业的政策、决断和实践应遵循社会的共同目标与价值。

1979年，Carroll提出了"企业社会绩效三维空间思想"，该思想由企业社会责任、社会问题管理和企业社会回应等三个方面组成。他认为，企业的经济目标和社会目标是共融的，且都符合企业社会责任的内涵。同时，经济、法律、伦理和自行裁量构成了企业社会责任的主体，尽管占比不同，但缺一不可。

1995 年，Clarkson 和 Jones 提出"企业利益相关者责任"概念，并将其引入社会责任分析中。利益相关者理论的出现使得企业社会责任的实践向前一步，同时丰富了企业社会责任的含义，被相关学者提升到企业战略管理的高度。Fineman 和 Clarke 提出，在企业战略里，企业社会责任中对自然环境负责的指标和对员工负责的部分将分别出现在企业外部和内部利益相关者的评价中。

2001 年，Lantos 将企业社会责任分为道德性责任、慈善性责任和战略性责任三大类。他认为社会责任应遍布企业活动的每个模块，并能为企业带来新变革、新市场和新优势。

对于企业社会责任，我国学者普遍认为，赚取利润不是企业发展的唯一目标，在经营过程中，企业还应当担负起对员工、消费者、竞争者、债权人、国家政府、生态环境和公益事业等整个社会的责任。

餐饮服务与人们的生活密切相关，而互联网的飞速发展，将网络餐饮带进了千家万户。人们在享受着餐饮 O2O 方便快捷服务的同时，又担心着随之而来的餐饮 O2O 食品安全问题。媒体报道中，餐饮 O2O 平台上的餐厅无证经营屡见不鲜，线上线下地址不一致时有发生，食品安全隐患问题不容小觑。更有甚者，为拓展客户资源，餐饮 O2O 平台无视"三无"黑作坊进驻，放纵虚假地址、虚假照片上传等行为，订餐者的健康安全得不到保障。向社会提供符合质量和安全要求的餐饮服务及食品是餐饮 O2O 企业不可推卸的外部责任。然而从已屡屡被曝光的网络餐饮食品安全问题来看，餐饮 O2O 平台及餐饮服务经营者对社会责任的履行严重不到位。因而，在加强政府监管的同时，需积极培育餐饮 O2O 平台、餐饮 O2O 企业、物流配送团队等多方主体的社会责任意识，要求企业承担起对社会的责任，同时提升自身声誉，增强竞争优势，促进网络餐饮行业良性发展，确保舌尖上的安全，让消费者吃得放心和舒心。

4

餐饮O2O配送环节食品安全影响因素

4.1　问题分析

餐饮O2O已成为时下最火爆的餐饮运营模式之一，很多投资者瞄准商机纷纷投入餐饮O2O的经营中，然而面对巨大的商家群体和从业人员，餐饮O2O的食品安全问题很难得到保障。餐饮O2O在方便消费者的同时增加了食品安全风险，由于餐饮O2O是线上订购线下配送的经营模式，用户无法看到食品的加工过程，一些商家存在使用过期食材、地沟油、防腐剂等问题，有些店铺卫生环境恶劣，存在极大的食品安全隐患。针对食品安全问题，国内学者已经对餐饮O2O配送环节的食品安全问题展开了较为全面的探讨。

早期学者针对餐饮O2O配送环节中配送员、配送包装和工具、配送方式存在问题进行相关研究。配送员自身问题。配送员身份复杂，入职无须健康证明，可能会携带传染病或在送餐途中出现食物污染（夏振彬，2016）。在很多地区，外卖配送员"无证上岗"（没有健康证），有的还是兼职，不能保证食物的质量，甚至成为疾病的传播载体（王慧、张娟，2015）。

配送包装和工具问题。在食品的运送过程中不能很好地控制食品卫生、温度、形态等，导致食品安全问题。小作坊随便拿发泡餐盒一装、拿塑料袋一套（姜虹，2015）。外卖塑料包装盒存在一定食品安全风险（盖巧玥，2020）。一些食品生产企业使用有毒的餐盒和没消过毒的送餐箱，一些配送员为了达到保温效果，在送餐箱内铺置或加盖卫生极差的毯布，外卖送餐箱的清洁卫生状况令人担忧（郑海宇、李林，2016）。部分配送员所使用的保温箱"年老色衰",遍布污渍。缺少配送专业设备,很多餐品在送达消费者手中时,往往已经变凉,口感下降严重,甚至有一些餐厅配送员仅用塑料袋包装餐品,导致一些带有汤水的餐品大量外漏(邓程,2016)。不同的食物有不同的保鲜方式,现在即时配送工具体系还不完善,这不仅指种类不完善,还包括地区分布的不完善,并不是所有地方都会有标准的工具(王慧、张娟,2015)。

配送方式问题。特殊冷、热食物对物流链要求较高。现阶段,我国冷链物流发展投入较多,上海等大城市的冷链物流(如黑猫宅急便等)已被广泛使用。但是,即使在发达国家,热链物流也较少使用,对于适合热食的中国食品电子商务销售较为困难(温馨子叶、白晨,2015)。相比在店里就餐,外卖送达后由于时间的因素食物口味、色形都有所变化(冉文江等,2016)。当饭菜无法在半小时内送达,食物的味道就会大打折扣,饭菜还会滋生细菌(赵祯,2016)。餐饮类产品都与物流配送系统的时间、温度、湿度有着紧密的联系,稍不注意就有可能影响产品的口感和品质,甚至出现食品安全方面的风险(彭茂、李进军,2016)。有学者提出餐品供应链影响餐饮O2O食品安全(靳鹏飞、闫秀霞,2021)。

早期学者大多采用定性或定量的方法来研究餐饮O2O食品安全问题,研究过程中用到的调查问卷、访谈等方法受被调查者的主观影响较为明显,或许也会因调查员调研技巧不佳使结果受到影响。

如今,越来越多的用户喜欢在评论中分享他们的外卖食用感受和在食用中所遇到的食品安全问题,数量丰富、质量真实的在线评论数据是餐饮O2O食品安全相关信息的宝贵来源,基于客户评论的大数据分析比调查或访谈研究更具有客观性。本研究通过八爪鱼软件对网络上的美团外卖评论数据进行采集,并用Python对数据进行处理与分析,运用程序化扎根理论的方法对涉及食品安全问题的差评进行分析,研究餐饮O2O食品安全影响的因素,构建了餐饮O2O食品安全影响因素模型,为餐饮O2O食品安全隐患的治理以及餐饮O2O在未来的发展提供一定借鉴。

4.2 影响因素提炼

4.2.1 研究方法

4.2.1.1 大数据分析

大数据分析是一种客观、科学的研究方法。本书具体的分析步骤是利用八爪鱼软件收集在线客户数据并用 Python 对数据进行分析，通过 Python 的扩展 jieba 库对美团外卖的评论语句进行分类，再运用 Python 程序计算高频关键词。从研究的问题上看，本书聚焦于探索影响用户食品安全的因素；从研究的对象上来看，主要是针对美团外卖平台的客户，这些客户会将自己的消费体验总结成文字发表在网上。通过对美团外卖评价的大数据分析，可以直观找到影响餐饮 O2O 食品安全的相关信息，便于对食品安全影响因素的分析。

4.2.1.2 扎根理论

扎根理论产生于社会学领域，是为了回答在社会研究过程中，如何在符合实际情境的条件下通过系统化的方式获得分析资料以构建理论，并在解释、说明实际问题的同时指导实践活动（贾旭东等，2016）。扎根理论是一种科学的方法论，其研究思路是针对具体问题收集大量的数据和信息，并对收集到的数据和信息不断进行分析和提炼，最后根据数据和信息中的问题得出概念和范畴，并在此基础上构建理论。

扎根理论在长期的发展中形成了三大理论派别，分别是经典扎根理论学派、程序化扎根理论学派和建构性扎根理论学派，三大学派都称为扎根理论，虽然它们一直都在遵循着理论来源于实践的原则，但不同学派间在应用范围和编码方式上存在着很大的差异。经典扎根理论是最初的理论版本，强调研究者在研究过程中要避免带有任何主观假设，让问题在研究中自然涌现出来；程序化扎根理论更加重视人们的主观认识能力，强调借助预设技巧等探寻数据中的规律；建构性扎根理论认为研究是主客观共同体，既继承和发扬了前两大学派的思想，又与之存在一些不同的观点。

扎根理论的使用是一个对数据逐条分析、逐条归纳的过程。相比大数据分析，扎根理论的层级性、逻辑性更强。大数据捕获的数据信息更为全面，几乎不会出现数据丢失、遗漏等现象。所以，本书采用大数据和扎根理论结合的方法对美团外卖的评论数据开展分析。鉴于本书是从美团外卖的评价入手，且笔者也是美团外卖的用户，在日常的使用和观察中会遇到一些食品安全方面的问题，并且对这些问题已经有了一定程度的认知，因此，本书采用程序化扎根理论展开研究。

4.2.2 基于大数据的餐饮O2O食品安全影响因素分析

4.2.2.1 数据采集

目前美团外卖是国内最受关注、热度最高的外卖平台，其外卖评价有着较高的时效性和真实性，很多评价可以直接或间接反映出食品安全的相关问题，本书采用美团外卖的用户评论作为研究数据，通过八爪鱼网络数据采集器收集数据，进而获得美团外卖平台的相关用户评论。八爪鱼收集的资料如图4-1所示。

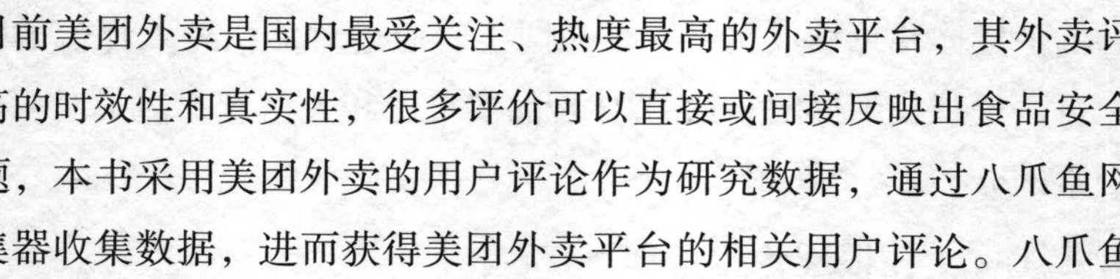

图4-1 外卖评论

4.2.2.2　数据处理

本书通过八爪鱼软件进行数据采集，共获取美团外卖平台 59000 条用户评论。鉴于能暴露出食品安全问题的评论几乎全部集中于差评，且字数过少的差评很难反映出食品安全问题的具体信息，其分析价值不大，因此对已有的差评数据按照字符长度进行筛选，选取字符长度大于 3 的评价进行研究。在已有的 59000 条用户评论中共得到 11458 条符合上述条件的评价。

从美团外卖收集到的文本评论其内容有很大的随意性，如，中英文标点混用、在情感表达时添加各种表情符号，这些数据在整个文本评论挖掘过程中的作用不大，因此要对这些数据进行处理。具体操作步骤如下：

第一步，进行自然语言处理，也就是数据预处理，去除停用词，用 Python 语言中的 jieba 分词包进行分词，采用的是精确模式。精确模式可以对句子进行最精确的切分，适合做文本分析。

第二步，利用 wordcloud 生成总体用户评论的高频词和用户好评中的高频词的词云图，词云图可以对用户评论中出现频率较高的词语进行视觉上的突出，从而过滤掉大量的文本信息，使人一眼就可以领略文本的主旨。

第三步，利用 matplotlib 生成总体用户评论的词频条形图。matplotlib 是一个 Python 2D 绘图库，利用它可以画出许多高质量的图像。

4.2.2.3　数据分析结果

本书对餐饮 O2O 用户评论进行了广泛的研究，结果表明餐饮 O2O 食品安全影响因素是一个非常复杂的结构。影响餐饮 O2O 用户食品安全的因素有很多，本书的分析结果如下：

图 4 - 2 和图 4 - 3 展示了通过 Python 分析用户评论数据所提取到的有关食品安全的高频词。其中与商家有关的食品安全描述词汇包括"煳""毛""虫""苍蝇""蟑螂""头发""不新鲜""地沟油""忌口"等，这些词组的占比非常高，可见餐饮 O2O 商家对于外卖食品安全的影响程度相当高。"洒""漏""凉""洒汤""骑手"等词组显然是用户提到的与配送服务相关的属性，特别是配送员的送餐速度与送餐服务水平。

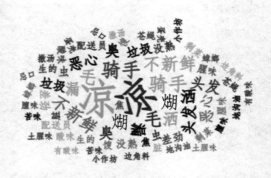

图 4 - 2　用户评论的高频关键词的词云图

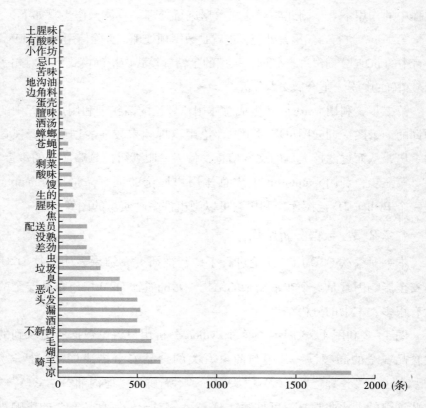

图 4 - 3　用户评论的高频关键词的条形图

从上述分析结果可以看出，餐饮质量、配送服务质量是影响餐饮O2O食品安全的主要因素，其结果反映在用户评论中，形成电子口碑，这一结果会直接影响餐饮O2O平台与商家的经营效益。

4.2.3 基于扎根理论的用户差评分析

扎根理论是一种产生于社会科学的定性研究方法，运用扎根理论进行研究时，针对研究问题扎根于现实资料，提炼反映社会现象的概念，进而发现类属或范畴及其之间的关联，最终提升为理论。程序化扎根理论将编码过程分为开放编码、主轴编码、选择性编码等（贾旭东等，2020）。本研究首先对600条负面评论进行编码，最后用200条负面评论对理论饱和度进行检验。

首先，针对负面评论进行开放编码。开放编码是指将用户评论逐一分类，利用分类正确反映数据内容，进行分类、整理、汇总的过程。开放编码的目的是识别现象、定义概念和发现类别，即处理收敛问题。这个过程应该忠实于数据，挖掘出数据的类别。用户评论的开放编码如表4－1所示。

表4－1　用户评论的开放编码分析举例

原始资料语句	概念化	范畴化
看来以后不能在你家买外卖了。一成食品塑料盒子有毒，你们自己不知道吗？白色餐盒拿走！	包装盒材质不达标	包装材质
这种盒子是超级塑料垃圾。盒子臭得很，面烫，倒里面，闻不到？你换开水试试，恶心死你。致癌	包装盒材质不达标	包装材质
羊杂汤都让你的塑料盒子严重污染了，打开全是塑料盒子的味道，全倒了，恶心死了	食品有包装盒味道	包装材质
水果是馊的，鱿鱼和米饭超硬，吃完难受	水果变质	餐品品质
老板，你家今天给的尖椒肉丝里的肉都臭了，闻着想吐，这还是给人吃的？我以后还怎么敢点你家的外卖？	食材变质	餐品品质
一直吃你家的小龙虾，第一次送来的时候全是凉的，凉透了都。骑手送得也很快。感觉是剩下的小龙虾。吃着都犯恶心。真是服了	餐品不保温	餐品品质

· 续表

原始资料语句	概念化	范畴化
螃蟹是死的，都臭了。凤爪也不新鲜	原材料不新鲜	餐品品质
太恶心了，这是放了好几天的肉夹馍吗？皮硬得都咬不动了，素的肉夹馍里，里面的蔬菜也蔫儿了，感觉放了一整天没卖出去。太恶心了！	菜品不新鲜	餐品品质
炸焦了，已经没法吃了……	菜品煳了	餐品品质
太难吃了，所有的东西都不新鲜，香肠没熟，菜叶都快烂了	香肠没熟	餐品品质
还没开始吃，就看到一个眼睫毛，给商家打电话，也没有想解决问题的态度	餐品内有睫毛	餐品品质
差评，粥里还有虫子，严重影响食欲	餐品内有虫子	餐品品质
太恶心了……吃到蟑螂！包装也没有封死，漏汤	餐品内有蟑螂	餐品品质
有头发，太恶心了，希望平台能管理严格一些，食品质量还是要有保证的，毕竟是入嘴的东西	菜里有头发	餐品品质
本来告诉两个菜都不要甜的、辣的（因为用餐人有糖尿病），可只是一个菜按用户说的做了，另一个还是甜的	不关注订单特殊备注	订单特殊备注
备注里写明不要蒜，可两个菜里都放了不少的蒜！	未按备注操作	订单特殊备注
备注了不要豆制品，过敏。还给放，无语了	没关注顾客特殊备注	订单特殊备注
骑手送得慢不说，还在电话里面骂人，疫情状态下，骑手连口罩都没戴	骑手没按规定佩戴口罩	配送员着装及健康
送餐员没穿外卖送餐服，搞得我第一次取时看见穿着外卖送餐服的就以为是我的，结果拿错了又跑一趟送回去再取回来	骑手着装不符合规范	配送员着装及健康
骑手迟到，也不做沟通，打电话态度很恶劣，骑手连餐箱都没有，直接放在电动车后备箱，每日餐箱消毒还存在吗？	餐箱的使用及消毒	配送工具卫生情况
吃了很多次，最不满意的一次，超时半个小时，送到时餐已经惨不忍睹，哪有心情吃还	运输超时	配送服务质量及时效性
包装不好，都洒了！口味也不好！我单加了豆芽和豆丝，也没看出来多，不过米线倒是不少！送达还超时！	餐品洒出	配送服务质量及时效性
首先是送货员把菜全都弄洒了，盒子也压变形了，送来的时候连个袋子都没有，也没有筷子，非常不满意的一次消费，本来觉得护国寺小吃店很有名，而且好吃，没想到难吃死了，超级咸，再也不会光顾了	餐品包装破损	配送服务质量及时效性

原始资料语句	概念化	范畴化
饺子和菜都凉了，所有的都凉了，特别难吃！！！	餐品凉了	配送服务质量及时效性
死虾都变黑了，不怕吃坏人啊？吃完才发现店铺的具体地址都没写清楚，平台也不监管一下	店铺具体信息不明确	商家资质监管
一份米饭里吃到两根头发，是给孩子订的餐，以为很好呢，结果吃得恶心人，后面我会继续投诉的，等待平台处理结果	有异物，投诉商家	问题商家处理

其次，对开放编码的结果进行主轴编码，将开放编码得到的类别进行连接，建立类别或概念之间的因果关系。通过对开放编码的分类进行比较分析，得出了商家因素、配送团队因素和平台因素三大类。主轴编码的最终结果如表 4-2 所示。

表 4-2　主轴编码的最终结果

序号	主范畴	对应范畴
1	商家因素	包装材质、餐品品质、订单特殊备注
2	配送团队因素	配送员着装及健康、配送工具卫生情况、配送服务质量及时效性
3	平台因素	商家资质监管、问题商家处理

再次，进行选择性编码。选择性编码是指在主轴编码的基础上，通过严格的分析构建理论模型，选择核心范畴，分析核心范畴与其他范畴之间的相关路径的过程（任其亮等，2019）。通过分析核心范畴与其他范畴之间的关系，本书将"餐饮 O2O 食品安全影响因素"作为核心范畴，其中商家是保障食品安全的核心，配送服务质量会对食品安全产生影响，平台对商家的把控也会影响餐饮 O2O 的食品安全。在以上分析的基础上，本研究最终得出了"餐饮 O2O 配送环节食品安全影响因素"的模型。结果如图 4-4 所示。

最后，进行理论饱和试验。理论饱和试验是确定何时停止取样的鉴定标准。当对用户的负面评价进行分析并且没有发现新的类别时，可以停止分析。为了进行理论饱和测试，对一个大样本的 200 条用户负面评论进行编码、分析，结果表明模型中的类别已经得到充分发展，没有形成新的类

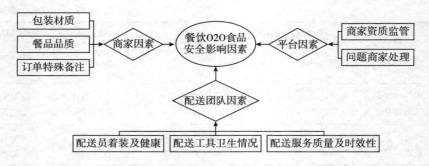

图 4 - 4　餐饮 O2O 配送环节食品安全影响因素模型

别。由此可见，本研究提出的餐饮 O2O 配送环节食品安全影响因素模型在理论上是饱和的。

4.2.4　研究结论

本书通过对外卖平台用户评论的信息分析得出影响外卖食品安全的因素主要来源于商家、配送团队和平台三个方面，构建了餐饮 O2O 配送环节食品安全影响因素模型。其中，商家因素包含包装材质、餐品品质、订单特殊备注，平台因素包含平台对商家资质的监管和对问题商家的处理，配送团队的因素包括配送员着装及健康、配送工具卫生情况、配送服务质量及时效性。

4.2.4.1　商家是餐饮 O2O 配送环节食品安全保障的核心

外卖商家是保障餐饮 O2O 食品安全的核心因素，外卖商家所供应的餐品直接影响用户的食品安全。食品安全问题已成为消费者对网络订餐不满意的重要原因（洪岚等，2019），同时食品安全问题也直接影响着消费者的身体健康。在运用扎根理论对筛选出的差评进行分析时发现，外卖包装材质是影响外卖食品安全的因素，包装材质不耐高温、有异味等语句在评论中均有出现，在对这些评论进行概念化与范畴化后，得到包装材质这一因素。餐品品质是影响食品安全的关键因素，在所选择的差评数据中，有异物、有虫子、加工不到位等词语出现频率较高，这都直接影响着餐饮 O2O 用户的食品安全。部分用户会在下单时对餐品进行特殊备注，例如忌口、对部分食材过敏等，如商家不关注类似的备注很可能导致食品安全问题。通过扎根理论分析，可以将商家侧的因素归纳为包装材质、餐品品质和订单特殊备注三个方面。

餐饮O2O商家是保障外卖食品安全的核心，餐品品质、包装材质以及对于特殊备注订单的处理等影响外卖食品安全的重要因素都是由外卖商家掌控，因此餐饮O2O商家应从这些方面着手保障用户的食品安全。

餐饮O2O商家应确保餐品品质。在数字化时代，虽然各类新型技术为餐饮发展提供着便利，但随着线上平台趋于同质化，餐饮业竞争的核心要素仍是餐品质量。食品受到污染是引发食物中毒和食源性疾病的重要原因之一（ElKN，2016），外卖商家必须注重食材安全与加工卫生，商家应该实行全面质量管理，从食材采购的源头抓起，保障食材的安全性和新鲜度，并制定专业化的操作流程，注重食品加工卫生。

餐饮O2O商家应重视打包流程。目前餐饮O2O商家所使用的包装餐盒材质不一，质量更是参差不齐，外卖食品包装多由商家自行购买，同时由于外卖打包流程没有统一的规范，一些不良的打包习惯更是加剧了外卖包装中有毒有害物质对食品的污染，使得外卖包装暗藏了很大的食品安全隐患。商家应制定相应规章制度，规范打包流程并进行监督，加强对打包人员的培训，使其养成良好的卫生习惯，定期或不定期进行检查和抽检，及时发现和纠正将滚烫的食物直接装入塑料袋内、打包前不按要求洗手等不良行为（双海军等，2018）。

餐饮O2O商家应密切关注订单的客户备注。备注在很大程度上反映的是客户对于餐品的特殊要求，这不仅影响顾客的用餐体验，而且有可能会涉及食品安全问题，比如在上文中提到的糖尿病患者订餐、豆制品过敏者订餐，如商家不关注此类信息，很有可能给用户造成很大的用餐风险。

4.2.4.2　配送团队是餐饮O2O配送环节"最后一公里"食品安全的保障

本研究发现，配送服务会对餐饮O2O食品安全造成影响，其影响因素主要包括配送员着装及健康、配送工具卫生情况、配送服务质量及时效性。餐品卫生问题不仅来源于生产环节，外卖送餐箱也会存在污染（钟贤武等，2020）。在对差评数据进行扎根分析时，发现有客户反馈配送员送餐箱卫生问题，甚至有些配送员根本没有送餐箱，仅仅是将餐品放在电动车后备箱或者座椅下面，很多外卖的外包装并不是完全封闭的，配送箱的不卫生会对外卖食品安全造成影响。

第一，配送员要做好自我健康管理。配送员应当保持个人健康并注重个人卫生，保证着装整洁，避免配送过程中食品受到污染。特别是在疫情时期，配送员上岗前要检查工装、口罩、手套和消毒剂等防护用品，并测量体温，如出现体温异常应当报告单位并及时就医。

第二，配送员应当定期进行配送工具的清洁消毒。配送箱的卫生监管目前还存在盲区，很多外卖配送箱自使用起就没有进行过消毒，甚至存在配送箱放置杂物的情况，这样的配送箱不仅不能有效保护餐食的安全，反而会成为污染源。因此，配送员必须遵守平台的配送箱消毒管理制度，按照平台规定的消毒流程规范操作，提升外卖配送环节食品安全水平，保障消费者餐饮安全。

第三，配送员需提升服务质量并保证配送时效性。配送员在配送过程中要强化自身责任意识，避免因操作不规范导致洒漏或餐盒破损的情况。在配送过程中，配送员往往需同时配送多个订单，配送员在接单时要结合自己的运力情况，避免积压过多订单而导致超时。在配送过程中如遇到需冷藏或冷冻的特殊要求食品时，配送员要采取正确保存措施，将其与其他餐品分区放置。

4.2.4.3　平台是餐饮O2O配送环节食品安全监管的主体

除了商家、消费者等社会参与主体，第三方平台机构对食品安全问题的监管也起到了较大的影响作用（胡春华等，2021）。平台方作为连接用户、商家、骑手的中介，也会对用户的食品安全产生影响，其影响主要产生于平台对商家资质的监管和对问题商家的处理两个方面。随着餐饮O2O行业的兴起，出现了很多外卖店，平台对于部分商家资质的监管目前还存在瑕疵，很多具体信息不明确的店铺在平台上还可以看到，冒用店铺营业执照和食品经营许可证现象时有发生。餐饮外卖平台关于问题商家的处理机制目前存在欠缺，对于很多顾客投诉的问题商家处理还不到位。

　　餐饮O2O平台应充分履行其对骑手和商家的监管义务。餐饮O2O与线下传统餐饮经营模式相比所暴露出的食品安全问题很多是由于外卖平台的虚拟性，因此餐饮O2O平台要依据其特殊性选择切合实际的管理方式。

　　第一，平台应从源头着手降低外卖食品安全事件发生的概率，应加大对于入驻商家审查的力度，完善商家监管机制，也要督促餐饮商家做好环境卫生并加强对从业人员的培训。对于在网络平台注册的不合规的外卖商家，平台应及时予以关闭，以降低食品安全隐患。平台应要求配送员在上岗前具备合规健康证、接受专业的系统培训，做到着装整洁、每日清洁和消毒配送箱，以提升服务质量。

　　第二，平台应优化配送服务体系。平台可以完善骑手端App地图功能，尝试在App中接入实时路况信息，提高配送效率，有效保障餐品温度。为保证餐饮配送服务的质量，减少洒漏和破损现象，平台需要为配送员配备专业的配送装置，提高配送服务水平。

　　第三，平台应建立完善的监督反馈机制。平台需要保障用户的核心利益，对用户所提出的投诉与举报做到及时响应、快速处理。针对商家侵犯消费者权益的行为，平台要采取严厉的惩罚措施，比如取消企业入驻资格、给予罚金处理等。除此之外，平台要对现有入驻的企业进行定期的审核，确保商家资质合规。

5

餐饮O2O配送环节食品安全链构建

5.1 安全链主体确定

5.1.1 餐饮 O2O 配送过程中参与主体

餐饮 O2O 市场的参与主体主要有餐饮 O2O 平台、物流配送团队、餐饮 O2O 企业以及用户。餐饮 O2O 平台是连接餐饮 O2O 企业和用户的中介人，餐饮 O2O 企业和用户通过餐饮 O2O 平台完成线上的交易，通过物流配送团队完成线下的交易，线上和线下连接在一起构成一个商业闭环。

5.1.1.1 餐饮 O2O 平台

餐饮 O2O 平台有两种经营模式，一是餐饮企业自营模式，餐饮企业自主开发网络订单中心并采用专职配送团队来送餐，其实质就是电话订单中心升级。二是第三方网络订餐平台代理模式，本研究中餐饮 O2O 平台是指第三方网络订餐平台。餐饮 O2O 平台是餐饮 O2O 行业的重要参与主体，依靠自身的建设来吸引餐饮企业入驻，承担线上运营，为餐饮企业引流并收取一定的服务费用或者按订单抽取一定的佣金。

5.1.1.2 物流配送团队

物流配送团队又称外卖配送员，也称外卖骑手，承担着取餐和送餐的任务。物流配送团队有三类，一是餐饮 O2O 平台骑手，即餐饮 O2O 平台雇用全职或兼职骑手来承担餐品配送工作，并负责对骑手进行统一管理以及提供专业培训；二是外包骑手，即餐饮 O2O 平台和其他物流配送企业达成合作，将配送任务外包，由物流外包公司对骑手进行管理；三是餐饮企业自配骑手，即餐饮企业自己承担配送任务，雇用骑手或者由餐饮服务人员提供送餐服务。

5.1.1.3　餐饮 O2O 企业

餐饮 O2O 企业是在餐饮 O2O 平台上开展经营活动的主体，是外卖餐品的提供者。入驻餐饮 O2O 平台的餐饮企业数量众多，不论是小商户还是连锁餐饮品牌都选择入网经营，利用线上引流，提高销售量来获得利润。餐饮 O2O 企业提供的餐品种类繁多，不仅包括快餐、特色美食，还包括各类饮品，甚至下午茶。入驻平台的餐饮 O2O 企业地域性强，因考虑到配送服务成本，所以只在一定区域内为用户提供餐饮服务。

5.1.1.4　用户

用户既是餐饮 O2O 平台的用户也是餐饮 O2O 企业的用户，用户在第三方餐饮 O2O 平台上根据偏好选择餐品，完成下单并支付。影响用户选择餐饮 O2O 平台和餐饮 O2O 企业的因素众多，不同用户群体的消费偏好不一，比如都市白领对餐品品质要求更高，学生则更关注餐品的价格，但无论是哪种用户群体都高度关注餐品的卫生安全问题。

5.1.2　餐饮 O2O 运作流程

第三方餐饮 O2O 平台提供了两大终端，为入驻餐饮 O2O 平台的餐饮企业提供商户端，为餐饮 O2O 平台的消费者提供用户端。餐饮 O2O 企业在商户端编辑店铺信息、餐品信息，进行店铺的管理和运营，并处理每天店铺产生的餐品订单。消费者在用户端了解餐饮 O2O 企业信息和餐品信息，根据个人偏好下单并进行消费评价。第三方餐饮 O2O 平台作为中间人连接起餐饮 O2O 企业和用户，为两者提供了可交易平台。

在入驻第三方餐饮 O2O 平台之前，餐饮 O2O 企业首先要向餐饮 O2O 平台提交开店申请，然后按照平台要求提供相关资质证明材料，餐饮 O2O 平台在一定期限内完成审核工作并将审核结果告知餐饮 O2O 企业。若审核通过，餐饮 O2O 企业与餐饮 O2O 平台开展合作。餐饮 O2O 平台和餐饮 O2O 企业之间的运作过程如图 5－1 所示。

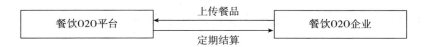

图 5 – 1　餐饮 O2O 平台和餐饮 O2O 企业的运作过程

在餐饮 O2O 企业入驻第三方餐饮 O2O 平台之后，餐饮 O2O 企业可上线经营，餐饮 O2O 交易流程如图 5 – 2 所示，具体有以下五个步骤。

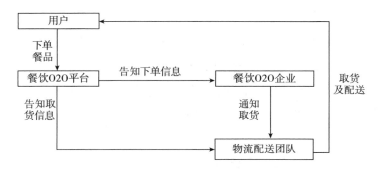

图 5 – 2　餐饮 O2O 交易流程

第一步，用户下单。用户有餐饮 O2O 消费需求，作为线上餐饮 O2O 平台的用户，消费者根据餐饮 O2O 企业提供的餐品信息、折扣优惠信息等选择青睐的餐品，下单并完成线上支付。

第二步，餐饮 O2O 企业接单。第三方餐饮 O2O 平台接收到下单信息后将订单信息传递给餐饮 O2O 企业，并作为中间人暂时保管餐品购买金。

第三步，餐品制作。餐饮 O2O 企业确认订单信息后开始按照用户要求制作餐品，制作完成后将配送信息告知物流配送团队。

第四步，餐品配送。物流配送团队接收送餐信息，然后赶往餐饮 O2O 企业取餐，再将餐品送至用户手中，完成线上到线下的消费闭环。

第五步，用户接收餐品。用户在食用后可以选择对餐品或者配送服务等方面进行消费评价，也可以针对不好的用餐体验进行投诉。

经过上述步骤之后，完成了一次餐饮 O2O 交易。

5.1.3　餐饮 O2O 配送环节食品安全监管主体

餐饮 O2O 配送环节食品安全关系重大，要保障餐饮 O2O 配送环节食品安全就要实现多元监管主体协同监督。餐饮 O2O 配送过程中涉及的监管主体主要有政府、餐饮 O2O 平台、用户和其他利益相关者，参与主体呈现多元化。

5.1.3.1　政府

不可否认，政府是餐饮 O2O 配送环节食品安全的首要监管主体。政府直接监管餐饮 O2O 平台、物流配送团队和餐饮 O2O 企业的经营行为，并赋予餐饮 O2O 平台监管入网经营餐饮企业的部分权力，同时鼓励用户、其他利益相关者以及社会组织参与餐饮 O2O 食品安全监管，并为他们提供权益保护。

具体来讲，对于第三方餐饮 O2O 平台，政府监管主要在两个方面，一是监督餐饮 O2O 平台严格执行准入机制，二是发现违规操作或者发生食品安全卫生事故后进行惩罚。对于物流配送团队，政府的监管主要在市场准入和配送两个环节。在市场准入环节，政府设立配送员准入标准，规范配送资质与审核流程；在配送环节，政府主要对物流配送团队服务安全卫生方面进行监管，例如对餐品的配送全过程的食品安全卫生进行监管。对于餐饮 O2O 企业，政府的监管主要在市场准入和经营两个环节。在市场准入环节，政府设立准入标准，规范准入资质与审核流程；在经营环节，政府主要对餐饮 O2O 企业食品安全卫生方面进行监管，例如对餐品的制作加工过程的食品安全卫生进行监管。

5.1.3.2　餐饮 O2O 平台

餐饮 O2O 平台是重要的监管主体，它与餐饮 O2O 企业的联系最为紧密，掌握着更多的餐饮 O2O 企业信息。餐饮 O2O 平台对入网经营餐饮企业的监管内容主要在资格审查与经营监督两个方面。法律赋予了餐饮 O2O 平台审查入网经营餐饮企业资质的权力，这也是餐饮 O2O 平台的一项法定义务。另外，餐饮 O2O 平台在餐饮 O2O 企业经营过程中承担着管理责任，引导餐饮 O2O 企业合法经营。除了监管餐饮 O2O 企业行为，餐饮 O2O 平台还对物流配送环节负责，确保物流配送团队配送全过程的食品安全。

5.1.3.3　用户

用户是餐饮 O2O 市场的直接参与者，是对餐饮 O2O 食品安全情况最有发言权的群体，但用户对餐饮 O2O 食品安全的监管集中表现在售后反馈环节，是一种事后监督。由于餐饮 O2O 的特殊模式，用户与餐饮 O2O 企业无直接联系，对餐饮 O2O 企业餐品制作过程食品安全情况一无所知，只能够通过肉眼观察餐品是否干净，凭借个人体验判断餐品好坏。用户与物流配送团队的接触仅限在用户取餐的瞬间，对餐饮 O2O 配送过程食品安全情况仍知之甚少，只能在与物流配送团队接触时简单了解其个人卫生与素质、配送餐食的温度以及配送装备的清洁与否。因此，用户对餐饮 O2O 食品安全信息的反馈也只能是在餐饮 O2O 平台上给出服务评价或者向有关部门投诉举报。

5.1.3.4　媒体

媒体是餐饮 O2O 配送环节食品安全的监管主体之一，在餐饮 O2O 配送环节食品安全监管过程中发挥着舆论监督的重要作用。媒体本质上是一个信息传播平台，在互联网时代，媒体依托网络的高效和实效性，不仅提高了信息传播速度而且拓展了信息传播广度，因此，餐饮 O2O 行业乱象被曝光后能够快速地引发全社会热议，舆论压力是餐饮 O2O 食品安全监管的助推器。

5.1.3.5　消费者协会

消费者协会是依法成立的社会团体组织，是重要的社会监督力量。消费者协会有两大公益职责，一是监督市场商品和服务，二是捍卫消费者合法权益。具体来说，在餐饮 O2O 市场领域中，消费者协会有义务向消费者提供消费信息和咨询服务，及时受理消费者关于餐饮 O2O 问题的投诉，并对投诉事项进行调解和调查，支持合法权益受损害的用户对问题餐饮 O2O 企业进行索赔或提起诉讼。此外，消费者协会还需组织开展餐饮 O2O 行业调查，并通过网络平台向社会发布调查结果，使公众知晓餐饮 O2O 行业发展整体情况以及存在问题等相关信息，保障公众知情权。

5.1.4 餐饮O2O配送环节食品安全监管对象

在餐饮O2O配送过程中，监管对象是入网经营的餐饮O2O企业，但值得注意的是，向餐饮O2O企业提供平台服务的餐饮O2O平台以及向餐饮O2O企业提供配送服务的物流配送团队也是餐饮O2O市场的重要组成部分。餐饮O2O平台承担审查餐饮O2O企业资质等法律义务，物流配送团队承担餐饮O2O配送义务。因此，餐饮O2O平台的经营行为和物流配送团队的配送服务行为也应该纳入监管范围。

5.1.4.1 餐饮O2O企业

餐饮O2O企业是餐饮O2O食品安全问题的源头，是最主要的监管对象。目前，相关部门对餐饮O2O企业的监管主要集中在市场准入、生产经营以及售后服务环节。在市场准入环节，餐饮O2O企业的资质证照、店铺地址要经受检查。在生产经营环节，被监管的范围包括线上与线下两个方面：线上餐饮O2O企业的餐品信息与店铺信息是否真实；线下餐饮O2O企业厨房环境卫生状况是否达标、食材来源与食品调料是否安全卫生、食物储存条件是否符合卫生标准、提供餐饮服务人员是否健康无传染疾病、盛装餐品的餐盒与一次性餐具是否无毒无害等。在售后服务环节，餐饮O2O企业是否改善服务、是否承担赔付责任也是被监管的重要方面。

5.1.4.2 物流配送团队

物流配送团队保证餐饮O2O配送环节的食品安全，是最重要的监管对象。一方面，配送人员的服务质量至关重要，配送人员是否具有服务意识和职业操守是影响餐饮O2O配送环节食品安全的重要因素；另一方面，配送时效性以及配送方式合理性也影响着餐饮O2O配送环节食品安全卫生。此外，配送装备是极易被忽视但又是非常关键的因素，配送箱是否干净卫生且定期消毒及时更换也是影响餐饮O2O食品安全的重要方面。

5.1.4.3 餐饮O2O平台

除了要监管餐饮O2O企业和物流配送团队，对餐饮O2O平台的监管也不容忽视。餐饮 O2O 平台具有双重身份，既是监管主体之一也是被监管对象之一，既要履行法定义务对餐饮 O2O 企业进行食品安全管理，又要接受政府以及社会公众对其是否合法经营、是否依法履行职责的监督。

　　基于上述分析，本研究提出了餐饮 O2O 配送环节食品安全链主体由餐饮 O2O 平台、物流配送团队、餐饮 O2O 企业、政府、用户、媒体以及行业组织构成。餐饮 O2O 市场内部主体由餐饮 O2O 平台、物流配送团队、餐饮 O2O 企业构成；餐饮 O2O 市场外部主体由政府、用户、媒体以及行业组织构成，如图 5－3 所示。

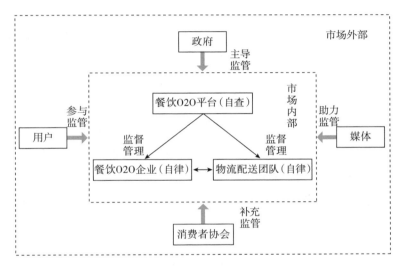

图 5－3　多元主体参与的餐饮 O2O 配送环节食品安全链

5.2　安全链运作

在协同治理视角下，确保多元监管主体、多样主体权威以及合作互动治理是餐饮 O2O 配送环节食品安全链高效运作的三大重点。本研究结合协同治理理论的核心思想，提出了餐饮 O2O 配送环节食品安全链。图 5 - 3 是本研究设计的餐饮 O2O 配送环节食品安全链，旨在规范餐饮 O2O 市场内部和外部的监管，强化多元监管主体力量，以法律、信息技术为手段，构建以政府为主导、平台为抓手、经营者自律为基础、社会组织为纽带的协同监管网络，通过监管主体、监管手段、监管过程三者协同来实现共同目标，打造无缝隙的餐饮 O2O 配送环节食品安全链，保障"舌尖上的安全"。

5.2.1　培育多元监管主体，实现协同监督

为保障餐饮 O2O 配送环节食品安全，需要整合多方监管资源，为多元主体提供平等参与监管的机会，为政府、餐饮 O2O 平台、物流配送团队、餐饮 O2O 企业以及用户提供沟通、对话与合作的机会，发挥相互制约和监督的作用。根据尹彬（2019）的调查研究结果，要提高用户对餐饮 O2O 配送环节食品安全监管的整体满意度，需加强政府监管举措、发挥平台协助监管作用、完善消费者参与监管方式、健全行业自律机制、增加媒体曝光力度等。

5.2.1.1　明确政府监管主导地位

准确定位政府的监管角色是实现多元主体参与监管的首要前提。政府

是最高权力行政机关与服务机构，其发挥的职能作用是无可取代的，政府在餐饮 O2O 配送环节食品安全监管中应占据主导地位，主要职责为建立餐饮 O2O 配送环节食品安全监管相关制度、标准等，使日常监管规范化。

首先，政府是最重要的监管主体，要提高政府对餐饮 O2O 配送环节食品安全的重视程度，增强政府工作人员的重视意识。一方面，清楚认识尽管面对餐饮 O2O 这一新兴经济业态，需要大力扶持，促进其发展壮大，但是绝不能够放松警惕，疏于监管，使其危害到人民生命健康与财产安全，要做到"放""管"平衡；另一方面，政府要提高对餐饮 O2O 行业发展的前瞻性，增强预知风险的能力，建立餐饮 O2O 食品安全风险评估与预警机制，还要引进国外先进的食品安全监测技术与设备设施，积极提高监管技术水平，及时防止食品安全问题发生。

其次，政府监管部门要厘清权责边界，加强跨部门合作。根据法定职责，北京市各级市场监督管理部门负责网络食品安全监管工作，若发生餐饮 O2O 食品安全问题，相关部门要配合开展调查及整治工作。餐饮 O2O 配送环节食品安全监管过程中涉及众多监管部门，政府既要划分部门边界，明确各自在保障餐饮 O2O 食品安全中的监管权责，防止部门职能出现交叉与重叠，避免出现监管缺位、越位，还要建立跨部门合作机制，在必要的时候联合起来，高效行政，高效执法，堵住监管漏洞。

最后，政府要壮大监管力量，克服监管惰性。一是壮大内部监管力量。所谓专业事专人做，设置专门的餐饮 O2O 食品安全监管机构，培养专业的人才来壮大监管队伍是至关重要的，在此基础上还要积极发挥问责机制的作用，克服政府监管惰性，防范监管寻租现象。二是壮大社会监管力量。面对餐饮 O2O 交易过程的复杂性和严重的信息不对称性，政府难以实现全方位的监管，因此要重视发挥其他多元主体的优势，赋予它们监管权力，明确它们的监管合法性，通过搭建统一平台以及建立合理的机制为除政府以外的社会主体提供更多的途径，使其共同参与到餐饮 O2O 食品安全监管当中，实现协同治理。

5.2.1.2 强化餐饮 O2O 平台监管责任

餐饮 O2O 是"互联网 +"传统餐饮的结合，走的是线上与线下相结合的运营路线，餐饮O2O平台作为媒介，通过提供商户端和客户端成功连接起了海量的餐饮O2O企业和用户，可以说，餐饮O2O平台开拓了互联网餐饮新市场，为众多餐饮O2O企业提供了进入餐饮O2O市场的通道。也正是因为餐饮O2O平台把守着进入关口，与餐饮O2O企业有密切的联系，所以相较于政府，餐饮O2O平台更加了解餐饮O2O企业的情况，因而也能够针对一些具体事项发挥出自身监管优势，强化落实监管责任。

在餐饮O2O市场运作过程中，餐饮O2O平台与餐饮O2O企业之间既是合作互利关系又是监督与被监督的关系。一方面，餐饮O2O平台具有强大的逐利动机，希望尽可能地扩大市场占有率，由此获得更多的经济利益，餐饮O2O企业作为个体型市场主体，希望能够提高营业额，实现利益最大化，因此二者建立合作，餐饮O2O平台为餐饮O2O企业提供平台服务，餐饮O2O企业向餐饮O2O平台缴纳佣金。另一方面，餐饮O2O平台有权并且有义务监管餐饮O2O企业，两者之间是监督与被监督的关系。法律明确规定了第三方餐饮O2O平台的监管义务，餐饮O2O平台若故意不履行法定义务须承担连带责任。但在实际情况中，餐饮O2O平台强化了逐利性，弱化了社会责任意识，只顾讨好用户却疏于对餐饮O2O企业的监管，甚至包庇餐饮O2O企业的违法行为，忽视了餐饮O2O食品安全问题。因此，为保障餐饮O2O食品安全，餐饮O2O平台作为重要的监管主体，应该在加强平台自身经营管理的同时，提升其社会责任意识，积极履行法定义务，通过制定严格准入审查制度、实行信用评级管理、建立餐饮O2O企业激励与惩罚机制等方式实现对餐饮O2O企业全环节、全过程的监督。

5.2.1.3 增强用户参与监管意识

用户是餐饮O2O市场的直接参与者，与餐饮O2O平台和餐饮O2O企业都有着密切的联系，比监管部门更加了解这两大市场主体的具体情况，也掌握着更多信息，具有一定的监管优势，同时用户也是最直接面临餐饮O2O食品安全风险的群体，因此，用户应该增强食品安全意识，积极参与到餐饮O2O食品安全监管当中来。但由于受传统消费观念和消费习惯的影响，在订购线上餐品时，用户主要关注线上餐品的价格、口味，以及配送服务等，对餐饮O2O食品安全的关注度不高，加之用户主动参与监管的意识较弱，普遍认为监管是政府的工作。尹彬（2019）调查发现，即使受教育程度较高的群体对餐饮O2O食品安全相关法律法规也不甚了解，这不仅说明政府对相关法律文本的宣传普及工作有待加强，也说明了社会公众对此缺乏主动了解、主动学习的意识，也就无法有效地参与监管。因此，用户应该提高参与监管积极性，做到积极学法，全面知法，严格守法，合理用法。

目前，用户对于餐饮O2O食品安全的监管主要体现在售后反馈中，这包括两个方面，一是用户评价，二是用户维权。用户不仅是线上餐品的购买者，也是评价者。在餐饮O2O模式中，餐饮O2O企业与用户没有产生直接的联系，用户在客户端看见的线上餐品信息都是由餐饮O2O企业发布的，而用户的评价信息能够为其他用户提供参考意见，并能够影响其他用户的消费决策，应鼓励用户留下真实的评价，这样才能够有效发挥评价机制的激励和约束作用。此外，还要增强用户的维权意识，在遇到食品安全问题时，能够主动维护自身利益，勇于揭露餐饮O2O平台或餐饮O2O企业的违规行为。用户要转变观念，将自己看作餐饮O2O食品安全监管一分子，培养保留消费凭证的习惯，一旦遇到餐饮O2O食品安全问题或者发现违法违规行为要主动向有关部门举报。

5.2.1.4 鼓励社会组织参与监管

社会组织是一股重要的社会力量，不能在构建多元主体参与的餐饮O2O食品安全链中缺席，要鼓励其他社会组织积极参与监管。

新媒体利用自己的舆论导向优势，联系其他监管主体，发挥传声筒、接发器、助推器作用。媒体应深入实际，通过走访、暗访等多种方式加大对餐饮O2O食品安全问题的曝光力度，使餐饮O2O平台和餐饮O2O企业改善自身经营行为、物流配送团队提升配送服务质量，但媒体在报道餐饮O2O食品安全相关问题时要以实事求是为原则，不能够为了获取阅读点击量而夸大事实、歪曲事实，更不能够无中生有，要确保全面、客观地呈现事实，为公众提供正确的舆论引导。

消费者协会应保障广大用户权益，对餐饮O2O食品安全这一社会问题给予持续性的关注，接受用户有关举报投诉，行使其公益性职责。餐饮

O2O 行业的监管优化是一个较长的过程，所以消费者协会的工作不是短暂的，需要在原有工作状态的基础上，保持对餐饮 O2O 行业的警惕性。

北京烹饪协会、北京市餐饮行业协会应联合信誉良好的餐饮 O2O 平台以及线上餐饮品牌成立北京餐饮 O2O 协会，联合制定相关行业标准，规定线上餐饮品质、餐具提供、餐饮 O2O 配送、售后处理等具体标准，并向社会进行公示宣传。北京餐饮 O2O 协会是北京市政府与餐饮 O2O 企业之间的桥梁，需要尽职尽责地引导和督促餐饮 O2O 平台以及餐饮 O2O 企业依法生产经营，自觉遵守行业标准规范，推动行业诚信建设。餐饮 O2O 行业兴起较晚，很多标准还不完善，需要不断地探索下去。

5.2.2　完善相关法律法规，实现依法监管

依法治国的基本要求是有法可依、有法必依、执法必严、违法必究，四者统一才能够实现国家长治久安，只有发挥社会主义法治的作用才能够推动社会的良好有序发展。同理，餐饮 O2O 行业的监管需要法律保障，通过专门立法或者法规调整不仅有助于预防餐饮 O2O 食品安全问题产生，降低餐饮 O2O 食品安全风险，而且能够利用法律权威对餐饮 O2O 食品安全责任主体的经营行为进行有效约束或惩戒。

5.2.2.1　建立健全相关法律法规

首先，要加快对餐饮 O2O 食品安全进行专门立法。纵观发达国家的经验，政府部门耗费了大量的人、财、物等资源来推进食品安全工程建设，其中，健全的法律法规是食品安全强有力的支撑，也是食品安全监管体制高效运行的基础。

法律依据不足常导致政府监管不力，社会监管"无法可依"，从严格意义上来说，现阶段我国只出台了两项针对网络餐饮服务食品安全监督的管理办法，因此，我国应该加快对网络餐饮的立法速度，提高立法层次，建立专门的系统的法律法规，在此基础上还要对监管细则进行补充说明，设计出餐饮 O2O 食品安全监管机制运行的具体细则，明确界定相关利益方的责任，并对具体操作进行详尽完备的解释，用法律法规为监管工作提供可行的指导，做到有法可依。

其次，制定多元监管主体协作法律制度。传统观念中，食品安全监管是政府一家的事，只有政府具备监管权力，也只能由政府承担监管责任。政府虽然鼓励社会力量参与到监管工作当中，但是没有法律明文保障其他社会主体监管的权利，社会力量参与监管的积极性不高。因此，要通过法律形式明确各个监管主体的权利义务以及主体之间该如何配合，尽快制定多元主体协作制度。例如，政府发挥主导作用的同时要重视与餐饮O2O平台之间的合作，将部分监管权力下放，除了赋予餐饮O2O平台在准入环节审查商家的权力外还应保障餐饮O2O平台在其他环节监管的权力，以便发挥餐饮O2O平台监管的优势，建立政企联动的监管机制；政府还应建立有关餐饮O2O举报投诉制度，畅通投诉举报通道，加大奖励公众举报行为的力度，让公众愿意将自己掌握的信息传递给政府，使政府更精准地进行监管。

最后，要注重事前监督，在法律中明确加大惩罚力度。建立健全餐饮O2O食品安全相关法律制度要贯彻风险管理理念，要建立起餐饮O2O食品安全事故预防机制。《网络食品安全违法行为查处办法》的重心在于惩治餐饮O2O平台和餐饮O2O企业的违规违法行为，然而对于食品安全问题的监管逻辑应是重预防而不是重补救，事后监督机制起不到预防作用，因此政府相关部门应该注重日常监管，防患未然。现行规章办法对餐饮O2O违法违规行为的惩罚力度不够，例如第三方餐饮O2O平台有违法行为，对其罚款金额在5000元以上30000元以下，这样的惩罚对于融资上亿元的餐饮O2O平台来说无关痛痒，应秉承着对食品安全零容忍的态度，学习国外施行重罚制度，在法律中明确加大惩罚力度，除了提高罚款金额外，辅之行政处罚相关约束，提高餐饮O2O平台和餐饮O2O企业的违法成本，使其不敢为了追逐利润而冒险违法经营。

5.2.2.2　加大法律法规的宣传力度

法治宣传有利于培养公众法律思维，只有社会公众具有法律思维，才能够使法律真正进入人民群众的生活；法治宣传有利于培养公众理性参与公共事务和社会监督意识，只有切身体会到自身权利与义务，才能积极参与到管理国家、管理公共事务的过程中来。因此，使公众充分了解网络食品安全相关法律法规，开展网络食品安全法律教育普及工作是十分必要的，这就要求一方面各级领导干部提高对普法工作的重视程度，并在餐饮O2O食品安全监管过程中身体力行，做到有法必依；另一方面使广大人民群众具备法律意识，使餐饮O2O平台和餐饮O2O企业提高遵纪守法的自觉性，用户运用法律维护自身合法权益的能力不断增强，促进餐饮O2O行业良性发展，维护社会稳定。具体来说，可以采取以下方式加强相关法律法规的宣传：一是政府联合媒体，在各大主流网站设立网络食品安全法律法规教育专栏，开展相关法律知识培训、学习、宣传工作；二是利用新媒体传播面积广、速度快的优势设立普法头条号，推选普法内容，例如餐饮O2O食品安全工作新思路和新举措、各地餐饮O2O食品安全监管典型经验等；三是发挥网络平台作用，在餐饮O2O平台上向入网经营餐饮O2O企业以及用户宣传食品安全相关内容；四是发挥物流配送团队入户宣传优势，通过物流配送团队向餐饮O2O企业进行食品安全宣传科普。人人都应该学法、懂法、守法、用法，餐饮O2O平台和餐饮O2O企业要依法开展市场经营活动，用户要依法维护自身权益，政府要依法行政，解决社会矛盾。

5.2.2.3 提高监管执法的专业化水平

在监管机制实施和运行的过程中，相关参与主体要严格遵守相关法律法规，监管部门以及工作人员要用法律做武器，成为法律边界上的值班人，对一切违法违规行为决不姑息，做到执法必严、违法必究。

首先，要加强执法队伍建设。一方面，政府市场监管部门应建设一支精干的行政执法人员队伍，在组织内开展网络食品安全相关法律培训学习活动，强化监管执法队伍的法律素质；另一方面，应吸纳优秀的外部专业人才加入执法队伍，如营养专家、病理学专家、毒理学专家等，以便促进监管执法人员了解执法环境，避免执法人员在执法过程中由于"无知"导致对违法餐饮O2O企业的纵容。此外，"工欲善其事，必先利其器"，食品安全风险监测以及专业检查设施设备也要完成升级，这一点可以学习国外经验，引入先进技术、设备对餐饮O2O食品安全相关大数据进行实时监测，对餐饮O2O食品安全风险进行有效预估，提高监测检查的专业化水平。

其次，要加强执法工作的标准化和规范化。若不建立执法长效机制，餐饮O2O企业会和政府监管执法部门打游击战，在执法期间合规经营以应付检查，在非执法期间为所欲为，执法的不连贯导致餐饮O2O企业存在侥幸心理，因此，要加强执法工作的日常化，建立起日常巡检与临时抽查相结合的访查制度，最大限度消除餐饮O2O食品安全隐患。当然，监管人员在执法过程中需做到规范化，对餐饮O2O企业食品安全监察工作要端正态度，不能"走马观花"搞形式主义，要符合标准的执法流程，做到文明执法。

最后，要建立执法问责机制。事先建立餐饮O2O食品安全监管执法工作的具体考核标准，圈定考核内容，在监管执法任务结束后，以百分制形式来考核行政执法工作。对考评中发现的执法问题进行警示通报，及时发现、纠正、解决执法工作中的苗头性、倾向性问题，并将考评成绩与奖优评先挂钩，考核成绩连续两年不合格的调离执法岗位。通过执法问责规范执法人员行为，提高执法专业能力，避免执法人员出现视执法为儿戏、消极怠工、贪污受贿等问题。

总之，监管执法人员需时刻谨记自身身份，熟练掌握和运用安全生产法律法规以及规章制度；在餐饮O2O食品安全监管执法过程中要始终贯彻依法行政、依法监管的原则，严格规范行政执法行为，避免出现运动式执法；监管执法人员要转变执法理念，将严执法和强服务两者结合，注重发挥好引导、规范、警示、教育的治本功能，树立执法队伍良好形象。

5.2.3　优化安全管理过程，实现全过程监督

餐饮O2O食品安全监管是一个动态的过程，需要多元主体参与到多个环节的监管中，既要联合发力又要各有侧重，通过良性互动、彼此协作来保障餐饮O2O食品安全。餐饮O2O配送环节食品安全链包含了准入、经营、配送以及售后等四大环节，本书针对各个环节设计了具体的优化措施，使政府、餐饮O2O平台、物流配送团队、餐饮O2O企业、用户、行业组织、媒体这七大监管主体充分参与到各个环节监管当中，保障餐饮

O2O 食品安全。图 5 – 4 呈现了具体的监管优化举措，可见，从准入到售后四个环节的食品安全管理过程是一个协同管理的过程，通过协调关系、相互配合打破资源壁垒，促进监管优化，实现保障餐饮 O2O 配送环节食品安全的共同目标。

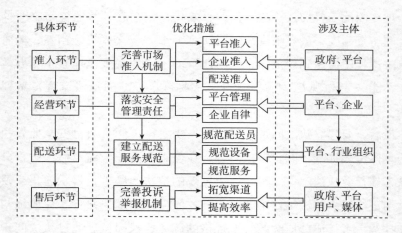

图 5 – 4　餐饮 O2O 食品安全监管优化举措

5.2.3.1　准入环节：完善市场准入机制

餐饮 O2O 行业是"互联网＋"传统餐饮的结合，源于第三方餐饮 O2O 平台的开发成立与餐饮 O2O 企业的入驻。由于餐饮 O2O 行业迅速扩张时期的"宽进"政策导致了成千上万规模不一、资质不清的餐饮 O2O 平台与餐饮 O2O 企业涌入，造成了餐饮 O2O 食品安全问题严重的现状，因此，紧紧抓住监管重点、进行源头治理才能从根本上剔除不安全因素，严管餐饮 O2O 市场准入是当务之急。

1. 完善餐饮 O2O 平台的准入机制

无论在理论上还是在实际情况中，都是先有了餐饮 O2O 平台的成立才有了入网经营的餐饮 O2O 企业，但如今众多研究都瞄准了餐饮 O2O 企业的准入问题，餐饮 O2O 平台的准入却鲜有关注。餐饮 O2O 平台是餐饮 O2O 市场的主要经营主体之一，各大餐饮 O2O 平台之间应是良性竞争的关系，政府有必要完善餐饮 O2O 平台的市场准入机制。对于市场上已有的餐饮 O2O 平台，政府部门要进行定期排查，要求其在平台上公开营业执照，一旦发现违法行为，必须从严治理，按实际情况进行下线整顿、吊销营业执照以及行政处罚；对于新加入市场的餐饮 O2O 平台，要审查其是否具备工商营业执照，是否在当地通信部门进行备案，评估餐饮 O2O 平台启动资金与企业信誉是否达标，以及督促其建立完善的管理制度。

2. **完善餐饮 O2O 企业的准入机制**

餐饮 O2O 平台把持着准入关口，需要发挥"守门员"的作用，严把审核关，绝不允许不符合要求的餐饮 O2O 企业入驻经营。具体来说，可以采取以下做法：一是严格按照法律制度和平台入驻标准对餐饮 O2O 企业进行审查，对于不同类型的餐饮 O2O 企业都要审查其经营资质。二是设置专人专职审核制度。餐饮 O2O 平台在政府的指导下，按照既定的审查标准，采取专人专职审核办法，并建立审查工作绩效考评制度，迫使审查人员不敢消极怠工或徇私。三是重视线下资格核查工作。餐饮 O2O 平台的审核不能够停留在线上，应该重视线下核查工作，指派专人到餐饮 O2O 企业登记的实体店铺进行现场考核，保证实体店铺和相关材料的真实性，确保商户的设备设施配置与卫生条件达标，对于线下审核不通过的餐饮 O2O 企业要暂缓入驻，要求其补充相关材料直至符合入驻标准方可允许入网经营。四是建立餐饮 O2O 企业诚信经营档案，在审核过程中发现餐饮 O2O 企业资质造假的要记录在案且永不合作，平台将审核通过的餐饮 O2O 企业信息及时报市场监管部门备案。五是将餐饮 O2O 平台审核工作制度化，政府督促平台履行法定审核义务，对平台审核不严进行通报批评、行政处罚或禁止营运，保障严格准入。

3. **完善餐饮 O2O 配送的准入机制**

送餐环节是餐饮 O2O 运作流程中重要的一环，餐饮 O2O 配送成功连接了线上与线下，完成了餐饮 O2O 消费闭环，餐饮快递行业由此衍生出来，餐饮快递发展迅猛，目前政府也未对餐饮快递行业做出清晰的界定。由于送餐人员在送餐过程中有机会接触到餐品，媒体曝光过不少在配送过程中的餐品受污染事件，为保证餐饮 O2O 食品安全，政府应重视对餐饮快递的管理，建立科学的餐饮 O2O 配送准入制度，有必要将送餐环节纳入食品流通许可范畴。目前很多餐饮 O2O 平台并不限于提供平台交易服务，大多数餐饮 O2O 平台会提供配送服务，因此，要明确规定凡是参与餐品配送环节的经营单位必须办理《食品流通许可证》，无论是餐饮 O2O 平台还是快递公司只要从事了网络餐饮配送经营活动就必须取得《食品流通许可证》，若是无证经营或者超范围经营就要受到相应的处罚。此外，无论是餐饮 O2O 平台旗下的还是合作的配送团队抑或是餐饮 O2O 企业自配团队都需给送餐人员办理健康证，相关人员取得健康证后才能开始送餐。

5.2.3.2　经营环节：落实安全管理责任

对于政府来说，在经营环节应将监管权力部分下放给餐饮 O2O 平台，在法律上赋予餐饮 O2O 平台监管权力，树立餐饮 O2O 平台监管权威，发挥平台监管的优势。但这不代表政府在生产经营环节全无作为，一方面政府要在大局上把握餐饮 O2O 食品安全监管，例如建立餐饮 O2O 食品安全事故处理制度与责任追究制度，明确餐饮 O2O 平台与餐饮 O2O 企业的安全经营责任，严守食品安全"红线"；另一方面政府要创新监管方式，例如建立"神秘买家"抽检制度，开展餐饮 O2O 食品专项抽检，护航餐饮 O2O 食品安全。

对于餐饮 O2O 平台来说，在经营环节要将安全管理责任落实到位，需要做到以下几点：首先，认清自身定位，增强社会责任意识，践行应尽责任。餐饮 O2O 平台之所以存在包庇餐饮 O2O 企业的行为归根结底源于自身逐利性，但营利不是全部目标，餐饮 O2O 平台必须清楚地认识到自身具有的法定监管义务，主动承担起对餐饮 O2O 企业的监管责任。其次，建立食品安全管理机构和制度。餐饮 O2O 平台要设置专门的食品安全管理部门，组织落实管理人员食品安全知识培训、综合检查、设备管理、环境卫生管理等各项制度。再次，开展餐饮 O2O 食品安全自查，实现线上线下监管一体化。餐饮 O2O 平台制订系统的检查计划，采取日常检查、临时抽查与自律自查相结合的形式，实行层层监管。例如食品安全管理人员每周一次对各环节进行全面现场检查，核查餐饮 O2O 企业的证照、地址、环境卫生，不定时在线上餐饮企业经营页面进行检查，审查食品信息是否真实、是否超范围经营、是否存在其他违法情况等，若发现问题要及时提出整改意见，若发现存在违法违规行为要立即终止其经营销售活动，按照相关规定依法处理。最后，完善信用管理制度。信用分是餐饮O2O企业参与平台活动和享受平台补贴的判定标准，信用分低于一定分值将不允许参加活动甚至要进行关店处罚，餐饮O2O平台要建立完善的信用分管理规则来激励和约束餐饮O2O企业，食品安全违规项和扣分标准应该细化，并加大扣罚力度，提高违规成本。

除此之外，餐饮O2O企业自身也肩负安全管理责任，餐饮O2O企业要加强自律，端正经营理念，合法进行生产经营活动。餐饮O2O企业是餐饮O2O食品安全问题源头，在这个环节，餐饮O2O企业的自律自查显得极其重要，如何在追求利润和坚守职业道德之间找到平衡点是一个不小的挑战。无论是知名品牌店还是小餐饮店都要树立安全生产经营理念，增强质量安全意识，在餐品制作加工过程中加强自我监管，餐饮O2O平台要努力帮助餐饮O2O企业实行"明厨亮灶"，实现对餐品制作过程的监管。

综上所述，在生产经营环节应加强落实餐饮O2O平台的食品安全管理责任，政府、餐饮O2O平台、餐饮O2O企业要各司其职，共同协作，打造安全稳定的餐饮O2O环境。

5.2.3.3 配送环节：建立配送服务规范

配送环节是餐饮O2O食品安全链上重要的一环，餐饮O2O平台要确保在送餐过程中餐品不被污染和损坏。餐饮O2O行业协会抓住配送环节的关键点，建立标准化的配送服务规范，各大餐饮O2O平台自发自律推行，承包餐饮O2O配送的快递企业以及自配餐饮O2O企业都要遵循规范。标准化的配送服务规范需要包含以下几个关键方面：

首先，要规定餐饮O2O配送人员资质，保证配送人员健康，提高配送人员素质。餐饮O2O配送人员不仅要取得健康证明，还要进行定期体检，在餐饮O2O配送过程中注意个人卫生；餐饮O2O平台一方面要加大配送人员岗前培训力度，组织配送人员学习餐饮O2O配送相关知识或操作经验，另一方面要加强配送人员职业道德培养，提高职业素养。

其次，要保障准时送达，保证配送速度与餐品温度。餐饮O2O平台可利用互联网先进技术，开发实时配送智能调度系统，为配送人员定制配送路线，节省配送时间，确保餐品准时送达。餐饮 O2O 平台还需为配送配备冷热隔离保温的新型送餐箱，确保配送过程中的餐品温度。

最后，要制定配送装备清洁消毒规范，保证送餐箱无污染。例如规定餐饮 O2O 配送箱清洁消毒步骤；配送人员每日送餐前必须先对送餐箱进行消毒，并在消毒清洁记录表上签字；每周一次全面清洁，保证配送箱内外部无异物、液体和油渍等。

值得一提的是，在餐饮 O2O 配送环节，配送人员既是被监管对象也能够成为监管主体，要保障配送环节的餐饮 O2O 食品安全可以实施"吹哨人"制度。吹哨人制度即知情人士爆料制度，是关于投诉举报的创新之举。吹哨人制度起源于美国，在国外得到广泛推崇，在鼓励公民参与社会管理方面发挥着积极作用。配送人员在取餐时可直接接触餐饮 O2O 企业，能够及时举报其违法经营行为，吹响哨声，以较低的监管成本获得较好的监管效果。

5.2.3.4 售后环节：完善投诉举报机制

一要拓宽维权渠道，提供用户维权便利。用户对食品安全最有发言权，完善投诉举报机制，为广大用户提供维权便利，对监管部门快速打击违规违法行为起着十分重要的作用，但建立一套完善的投诉系统需要其他监管主体联合起来，协同完成。首先，政府除了提供现场投诉、书信投诉、电话投诉等常规投诉渠道外，还要利用互联网技术创新投诉方式，例如在政府门户网站、官方微信公众号、官方微博等处开辟维权模块，并通过网络向社会进行宣传，吸引公众关注。其次，餐饮 O2O 平台要完善食品安全投诉机制，例如建立与 12331、12315 等投诉热线的"绿色通道"。最后，社会媒体要加大对新型维权方式的宣传力度，使广大用户知晓选择何种方式向哪个部门进行投诉举报，还要积极接受用户关于餐饮 O2O 食品安全问题的举报，及时曝光食品安全违法行为，震慑存在侥幸心理的餐饮O2O 企业。

二要提高维权效率，提升用户维权满意度。餐饮 O2O 的受众主要是学生与白领。他们在考量举证难度和举证成本后，往往不会为了一餐饭的卫生问题进行投诉举报。而少数主动选择维权的用户若对首次维权结果不满意，会立马放弃继续维权。因此，要着力提升有关部门的维权服务，尽量在用户首次维权时给予积极回应，认真了解用户的诉求，及时处理举报，不得推诿。这样一来，用户就不必担心受理部门"踢皮球"，同时在解决问题的时间上也有了保障。此外，餐饮O2O平台要设置一键举报功能。用户碰到食品安全问题时，通过上传问题餐品以及订单数据完成一键举报，对食品安全问题类投诉实行"先行赔付、限期结案"制度，细分用户可能遇到的餐品质量问题并规定相应赔付方式，高效处理用户的投诉。最后，回访工作能够为改进维权服务提供依据，不论是政府监管部门还是餐饮O2O平台都要做好用户维权回访工作，通过电话、邮件等方式询问用户对处理结果的满意度，对不满意的地方进行收集和评估，以便后续改进。

5.2.4 建立大数据监管信息平台，实现信息公开

5.2.4.1 构建大数据食品安全信息平台以实现信息协同

新的经济业态需要新的监管模式来匹配，"以网管网"是与时俱进的监管手段。构建统一联动的大数据监管信息平台一方面能够使食品安全相关信息在平台上有序流转，另一方面能够将各监管部门、各地区监管人员都集中到一个平台上，市场、工商、通信等监管部门可以依托平台实现部门协作监管。但构建大数据监管信息平台的前提是完成食品安全信息的采集，建立信息共享机制，餐饮O2O平台的后台审核数据系统、用户评价数据系统要与政府监管数据系统进行对接，将入网经营者经营资质、地理位置、信用评级、流通渠道、动态监管数据等信息进行上传并建档管理，开放数据资源。政府和餐饮O2O平台通过信息资源共享建立有效衔接，解决信息孤岛问题，实现联合监管。具体来说，餐饮O2O平台接入政府提供的餐饮商家备案信息资源库，能够轻易调出任何商家的信息，大大提高资质核准工作的精准性和高效性，相应地，政府监管部门接入餐饮O2O平台后台数据系统，通过对消费数据以及用户评价信息的统计分析制定检查方案，纠偏监管方向，重点监管高食品安全风险的餐饮O2O企业，规避监管执法的随意性。

5.2.4.2 实现食品安全信息全面公开以提高食品安全风险预警能力

建立监管信息平台不仅是为了加强政府和餐饮 O2O 平台的有效衔接，实现信息共建共享，还应将食品安全信息全面公开，使社会公众也能参与到餐饮 O2O 食品安全共治中。因此，监管信息平台要融合餐饮信息公示功能，充分利用移动互联网、云计算等现代信息技术构建市场主体信息和监管信息公示系统，开发食品安全信息查询 App，用户能够一键查询目标餐饮 O2O 企业的所有真实信息，有效辨别餐饮服务优劣性，促进良性市场竞争。此外，监管信息平台可以通过大数据分析系统对平台上的海量信息进行分析、加工和处理，自动提取出存在食品安全隐患的外卖商家信息并自动推送至相关监管部门，监管部门迅速识别食品安全风险，有效锁定相应的区域和主体并据此开展实地查证，及时消除外卖食品安全隐患，对违法违规行为实现精准化打击。我国部分城市已有相关实践，浙江省宁波市的智能化网络订餐监控系统可以平均 1 秒筛查 4 家商铺的速度发现餐饮 O2O 商家的问题，这样的智慧监管模式应在北京市乃至全国范围内普及。

5.2.4.3 利用监管信息平台推进餐饮 O2O 行业诚信体系建设

企业诚信是实现食品安全的内部保障，社会监管是促进企业诚信的外部约束。人无信不立，业无信不兴，建立餐饮 O2O 食品行业的信用体系尤为重要。政府与餐饮 O2O 平台可以共建"黑名单"制度，在监管信息平台上开辟黑名单公示专栏，公示违法商户名称、经营场所、所属区、下线原因等，并依据"一处失信、处处受限"原则对违法违规商户进行联合惩戒，所有餐饮 O2O 平台都应该保持统一战线，对一切黑商户和在经营过程中有过欺诈行为的问题餐饮 O2O 企业，拒绝为其提供平台服务。用户通过信息平台能看到所有餐饮 O2O 企业违法失信行为记录，调整消费选择，使"失信者寸步难行"，倒逼餐饮 O2O 企业珍惜声誉并提升质量管理水平。

6

餐饮O2O配送环节食品安全控制机制构建

6.1 基于系统动力学的风险形成机理及仿真分析

6.1.1 餐饮 O2O 配送环节食品安全风险影响因素及因果关系分析

6.1.1.1 餐饮 O2O 企业餐品自身风险

1. 餐品生产加工风险

（1）工作服清洁工作不到位

餐品制作的厨师每天在厨房忙于各种工作，难免接触到细菌。厨师工作服使用时间越长，衣服上的污染物越多，工作服长时间不清洗和消毒会对餐品安全产生风险。《食品安全法》第三十三条中要求食品经营人员应该保持个人卫生并且要穿工作服。工作服清洁工作不到位会产生餐品安全风险。

（2）器具消毒工作不到位

餐品制作前，必须对相关器具进行清洁和消毒，从外部环境的角度降低各种病毒和细菌，降低入口食物的风险。《食品安全法》第三十三条中要求餐具、工具等要保持干净并进行消毒。餐具不清洁会引起疾病、细菌和病毒大量滋生，对餐品安全产生风险。器具消毒工作不到位会产生餐品安全风险。

（3）食材清洁工作不到位

餐品制作前，必须对食材进行分类清洗。《食品安全法》第三十三条规定商家应当具有与生产经营相适应的设施。如果商家有不同种类的食材，那么也应对相应的清洗水池进行清洗。而有些食材在 1~2 次清洗后仍然无法去掉上面的杂质，需要多次清洗才能洗干净。很多商家都没有对食材进行分类清洗，并且清洗的次数也很少，以1~2次的居多。由于食材清洁度不够造成李斯特菌大量繁殖，增加入口食物的细菌。食材清洁工作不到位会产生餐品安全风险。

（4）食品添加剂使用不合理

餐品制作过程中，一些商家在食物中加入了食品添加剂。对于食品添加剂，适量和合理使用是可以的，但是如果超量使用或使用不合理则对食用者的危害是极大的。《食品安全法》第三十四条明确规定了商家不得使用食品添加剂的情况。食品添加剂使用不合理会产生餐品安全风险。

（5）厨师对订餐者的订单备注的关注度不够

《食品安全法》第六十七条规定食物包装上应当贴上标签以及标签上应当注有相关成分的说明。订餐者有时会在下单时，备注商家在食物中不要添加的食材。而备注也许因为消费者不喜欢某种物质，也许是避免出现过敏等身体不适的情况。我国也经常有消费者因为食用了含有过敏源的食物出现了不良的身体状况。对于网络订餐来说，商家公布的食品中含有成分应该真实和准确。厨师在接到单子后，没有仔细观察订单中订餐者的备注，或对于备注的内容，厨师没有在食物制作时严格执行，会导致食品安全风险。厨师对订餐者的订单备注的关注度不够会产生餐品安全风险。

2. 餐品包装风险

（1）食物包装材料差

餐品制作完成后，一些商家使用非专用的包装材料，如一次性餐盒。使用这种一次性的包装材料盛放食物，危害巨大。《食品安全法》中严格规定了储存食物的容器的要求。这些不符合食品安全规定的包装材料会危害消费者的健康。因为食物种类不同，单一的包装盒无法保存好所有的食物。像汤水类的食物在包装时尤其需要注意。商家需要根据食物种类选择不同包装盒。一些商家使用PVC保鲜膜来包装食物会对人体造成极大的危害，比如增加人患心血管疾病、癌症以及过敏性炎症等的概率。商家使用不符合要求的包装材料，会使消费者的食物受到污染。食物包装材料差会产生餐品安全风险。

（2）包装盒上无标签

餐品制作完成后，在包装盒上贴标签的商家所占的比例很少，这说明不少商家还没有树立起标签意识。《食品安全法》和《流通环节食品安全监督管理办法》都对食物包装盒上的标签做出了相应的规定。如果标签上注明食用注意事项、生产日期、成分等，消费者可以针对标签上的提示，做出相应的处理。商家如果没有将这些注意事项提供给消费者，消费者在不清楚的情况下食用，可能会因为各种不当的操作，引起食用后身体不适等不良反应。包装盒上无标签会产生餐品安全风险。

从以上对餐饮O2O企业餐品自身风险诱因分析中可以看出，正反馈因素包括餐品生产加工不规范、食品添加剂使用不合理、餐品包装不规范；如果完善和优化这些要素就可以减少餐饮O2O企业餐品自身风险，由此逻辑，评估风险的负反馈要素可以归纳为：规范餐品生产加工过程、适量和合理使用食品添加剂、使用规范和符合要求的包装。当然，负反馈要素和正反馈要素可以互相转化，当评估风险子系统中正反馈要素大于负反馈要素时，评估风险子系统会发生风险，从而加大餐饮O2O企业餐品自身风险。餐饮O2O企业餐品自身风险产生的系统分析如图6-1所示。

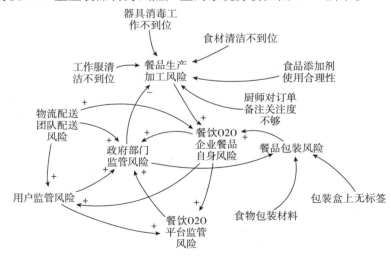

图6-1 餐饮O2O企业餐品自身风险产生的系统分析

6.1.1.2 物流配送团队配送风险

餐饮O2O在配送过程中，因配送人员、配送包装、配送工具、配送方式等存在风险，导致整个物流配送团队配送风险。

1. 配送人员风险

（1）配送人员健康状况不合格

餐品配送中，配送人员作为参与者，需要对食品安全负责。配送人员从事食品安全行业，要求身体健康状况良好，为食品安全提供基础性保障。对于配送的食物，商家不管是自己配送还是聘请专业的配送团队，进行食物配送时，配送人员的身体必须是健康的。《食品安全法》第四十五条明确规定了从业人员应当具有健康证并且有疾病的人员不得从事接触直接入口食品的工作。在送餐时，如果配送人员的身体健康程度差，身体会携带大量的病菌，危害餐品安全。由于法规制度的滞后性，当前没有明确的标准来规范外卖配送人员的健康问题，也没有对配送人员的健康状况进行跟踪调查。配送人员健康状况不合格会产生餐品安全风险。

（2）配送人员专业素质较差

配送环节作为网络餐饮的重要组成部分，从业人员数量近几年迅速扩大，其存在的问题也日益凸显。根据不完全统计，当前美团外卖、口碑、饿了么等平台就有配送员400万人（已注册）。从业人数的剧增导致无法确保所有配送员的素质达标，出现"送餐人员偷吃客人饭菜又吐回""送餐员偷吃外卖后，又将食物丢回餐盒""匿名辱骂客户""女子给差评遭外卖员上门威胁""送外卖超速出车祸"等各种各样的问题。有的外卖员偷吃外卖，不注意外卖卫生，甚至辱骂、殴打消费者；有的外卖员看到订餐人家里的贵重物品或取餐人的美貌，甚至会产生不轨的想法和行为，这让网络餐饮用户防不胜防。配送人员专业素质较差会产生餐品安全风险。

2. 配送工具风险

（1）配送箱的不规范及卫生较差

外卖配送对于时效性有一定的要求，达标的配送设施可以使餐品保持较好的新鲜度，还可提高配送的时效。由于餐品外卖的特殊性，配送人员应选用餐品保鲜设备，以保证在送餐过程中餐品的新鲜度和口味，还应该选择保温性能良好的保温箱，如市面现有的 EPP 保温箱等，以保证餐品的温度和安全。另外，配送箱作为配送过程中的重要工具，需要加强管理。如果用户订的餐品在配送过程中没有分类放置，就会导致餐品串味，影响食物口感。消费者对配送箱的卫生情况很关注，且很多消费者遇到过配送箱不干净的情况。配送人员对配送箱消毒工作不到位。配送箱在洒落上菜汤后，只是拿布擦擦而已。在不合格的卫生条件下，配送箱对食品产生二次污染。未进行消毒的配送箱，会滋生细菌、微生物。配送箱内被污染的食物会引发腹泻和肠胃炎等疾病，带来食品安全风险。《办法（2020 修订）》第十四条规定送餐人员应当使用安全、无害的配送容器，保持容器清洁，并定期进行清洗消毒，保证配送过程中食品不受污染。配送箱的不规范及配送箱卫生差会产生餐品安全风险。

（2）配送交通工具存在安全隐患

国内各大外卖平台配送人员的配送交通工具以两轮的摩托车、电动车为主，目前我国的交通法中对电动车驾驶违规的情况没有具体惩处措施，这就使得交通规则对于外卖配送人员没有较大的约束力。很多外卖配送人员为了在规定时间内完成订单的配送，交通规则意识较淡薄，很容易引发交通事故，产生安全隐患。同时，配送员为了获取消费者的好评，会尽一切可能节约派送时间，速度快难免会出现加速、急停、急转弯的情况，食物在餐盒里颠簸，就会影响菜的质量、口感、色泽、味道等。配送交通工具的安全隐患会产生餐品安全风险。

3. 配送方式风险

由于餐品本身有易外漏易腐坏变质的特性，这就要求餐品外卖在配送过程中必须重点关注时效及温度控制，以保证餐品的口感和温度。餐品在配送过程中，应该根据餐品的差异性，采用不同的配送方式。很多餐品在配送过程中对于温度和保存时间有着非常高的要求，比如熟食卤味应该进行冷藏或热藏储存，鲜奶饮品应该进行低温冷藏储存等。在实际中，配送人员没有根据餐品的特性，选择冷链或热链物流进行配送。配送方式的不规范会产生餐品安全风险。

从以上对物流配送团队配送风险诱因分析中可以看出，正反馈要素包括配送人员健康状况不合格、配送人员专业素质较差、配送箱的不规范及卫生差、配送方式的不规范性；如果完善和优化这些要素就可以减少物流配送团队配送风险，由此逻辑，评估风险的负反馈要素可以归纳为：确保配送人员身体健康、提升配送人员专业素质、规范配送箱的使用及改善配送箱的卫生情况。当然，负反馈要素和正反馈要素可以互相转化，当评估风险子系统中正反馈要素大于负反馈要素时，评估风险子系统会发生风险，从而加大物流配送团队配送风险。物流配送团队配送风险产生的系统分析如图6－2所示。

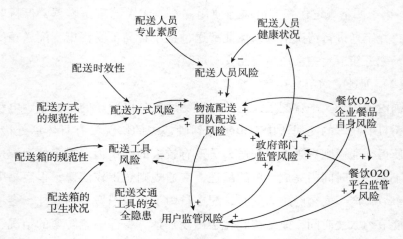

图6－2　物流配送团队配送风险产生的系统分析

6.1.1.3　餐饮O2O平台监管风险

1. 平台审核风险

餐饮O2O平台对入驻商家的资格审查落实不到位。餐饮O2O平台作为网络订餐平台，在食品安全监管中发挥着重要的作用。餐饮O2O平台应严格审查、定期考核入驻商家，积极履行监管入驻商家的责任和义务。《食品安全法》第六十二条中明确规定了网络交易第三方平台的审查义务。审查具体内容包括以下几项：《营业执照》《食品经营许可证》、法人信息、门店信息，经核实后建立生产经营者档案。然而实际情况是餐饮O2O平台出于自身利益考量，为在前期抢夺市场而故意放低了准入门槛，对商家的审查极为宽松，以致有的商家上传的实体店铺地址虚假，证照不齐全或者证照过期不更换，缺少门店实景信息等，这种"宽进"的做法导致大量黑作坊上线经营，并且增加了后期监管的难度。在外卖食品安全问题被集中曝光的时期，餐饮 O2O 平台才开始清理问题商家，陆续下架黑作坊、黑商户。时至今日，餐饮 O2O 平台对入驻商家的资格审查仍然存在很大问题，仍有餐饮 O2O 平台不严格审查入驻商家的信息、不符合餐饮要求的商家在餐饮 O2O 平台进行线上经营等情况。有研究者下载了饿了么 App，按照综合排序筛选条件截取排名靠前的 30 个餐饮外卖商家，逐一查看商家资质信息栏，其中有 4 家只公示了营业执照，有 2 家没有公示任何证照，有 1 家公示的食品经营许可证已经过期，在 30 家餐饮外卖店中就有 7 家不符合规范，不合格率约 23%，这样的情况足以显示出餐饮 O2O 平台管理缺位。餐饮 O2O 平台放松对入驻商家的准入，导致不法商家的进入，危害的不仅是消费者的饮食安全，同时也损害了平台自身的利益。餐饮 O2O 平台放松对入驻商家的检查会产生餐品安全风险。

2. 餐饮 O2O 平台监管风险

（1）餐饮 O2O 平台对入驻商家的安全管理责任落实不到位

《食品安全法》规定了网络交易第三方平台具有建立安全管理制度的义务，必须设立食品安全管理机构并配备专职人员，但目前即使主流、大的餐饮 O2O 平台都只设置了食品安全投诉受理部门，并未成立专门的食品安全管理机构。餐饮 O2O 平台应定期检查、考核入驻商家，积极履行监管入驻商家的责任和义务。《网络餐饮服务食品安全监督管理办法》第十六条要求第三方平台检查入网商家的经营活动。餐饮 O2O 平台需要定期抽查商家是否改变了经营范围、是否有虚假的情况等。餐饮 O2O 平台需要登记商家的交易记录，根据记录的情况进行抽查。通过定期或不定期的抽查，餐饮 O2O 平台可以发现入驻商家在日常经营活动中存在的问题，促使商家不断进行完善。当餐饮 O2O 平台发现入驻商家有重大的问题时，不但要终止商家的活动，还要将情况如实报告政府监管部门，方便监管部门处理。但在实际情况中，餐饮 O2O 平台抽查和监测工作落实不到位，饿了么平台公示的食品安全自查制度简略说明了对商家经营活动进行线上抽查、监测的内容，但关于抽查频率、抽查信息备案、抽查结果如何处理等没有任何规定，对于明厨亮灶行动也只是持鼓励态度。目前即使国内大的外卖平台也没有任何关于此方面的规则制度。餐饮O2O平台对商家日常抽查次数较少，很难发现商家在经营活动中存在的食品安全问题，增加了商家的违法机会，增大了消费者的饮食风险。最后，餐饮O2O平台建立的信用评级系统发挥作用不足。有研究者调查，饿了么外卖平台基于消费者评价大数据优势建立外卖信用评级体系，在管理外卖商家过程中使用扣除信用分的方法，制定了扣分处理一览表。但从表中可以看到，对于食品安全违规项的规定只有致病以及饭菜未熟两类，每次扣分范围也过大，扣分标准不细致，存在很大漏洞。餐饮O2O平台对入驻商家的安全管理责任落实不到位会产生餐品安全风险。

（2）餐饮O2O平台对外卖配送管理不到位

餐饮O2O平台除了要监管入驻经营商家，还需要做好外卖配送管理工作，保证送餐过程中食物不受污染。《网络餐饮服务食品安全监督管理办法》第十三条规定了第三方平台需要对送餐人员进行培训和管理。餐饮O2O平台对配送情况的管理，既是法律要求必须承担的责任，又是为消费者的饮食安全提供保障。研究者调查了国内两大外卖平台，发现两者都做了相应的管理规范。美团点评集团开发了"实时配送智能调度系统"，优化配送线路，建立了严格的清洁消毒规范。另一家平台建立了配送规则，包括物流准时到达协议、骑手资质要求、送餐装备清洗消毒制度、骑手着装规范以及个人卫生要求。尽管餐饮O2O平台为规范配送做出了努力，但是制度规范的建立只是第一步，关键还要看具体落实情况。现实中，餐饮O2O平台没有严格落实对商家外卖配送的监管。曾出现"外卖配送员蹲在地上，将洒漏在塑料袋里的餐汤重新倒入外卖盒里""送餐员偷吃外卖后，又将食物丢回餐盒"等恶劣事件，时至今日，社交平台上仍然在爆料外卖配送员送餐途中偷吃外卖、损坏外卖、买家拒收洒汤餐品后与外卖配送员发生冲突等现象。这在很大程度上是因为餐饮O2O平台对送餐人员监管不力，餐饮O2O平台需要承担一部分责任。餐饮O2O平台对外卖配送管理不到位会产生餐品安全风险。

从以上对餐饮 O2O 平台监管风险诱因分析中可以看出，正反馈因素包括：餐饮 O2O 平台对入驻商家的资格审查落实不到位、餐饮 O2O 平台对入驻商家的安全管理责任落实不到位、餐饮 O2O 平台对外卖配送管理不到位；如果完善和优化这些要素就可以减少物流配送团队配送风险，由此，评估风险的负反馈要素可以归纳为：餐饮 O2O 平台严格审查入驻商家的资格、餐饮 O2O 平台有效实施对入驻商家的安全管理、餐饮 O2O 平台有效实施外卖配送管理。当然，负反馈要素和正反馈要素可以互相转化，当评估风险子系统中正反馈要素大于负反馈要素时，评估风险子系统会发生风险，从而加大餐饮 O2O 平台监管风险。餐饮 O2O 平台监管风险产生的系统分析如图 6 - 3 所示。

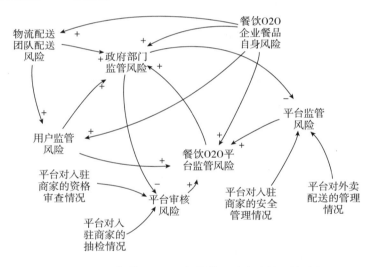

图 6 - 3　餐饮 O2O 平台监管风险产生的系统分析

6.1.1.4　用户监管风险

1. 用户维权情况

（1）用户维权意识淡薄

用户作为我国网络餐饮交易的主体之一，处于交易链中的弱势地位，其维权意识和法治意识还不够，常持"事不关己，高高挂起""多一事不如少一事"的心态，即便出现权益受到侵犯的情形若非十分严重也总会因怕麻烦或怕被报复而放弃维权，若非事件的直接受害者更不会主动揭露违法败德者的恶行。用户一味容忍、退让，维权意识淡薄。用户受到传统观念和习惯的影响，在日常生活中对食品质量和安全的重视程度不高，外卖点餐过程更关注送餐速度和食品的样式、丰富度和美味程度。加之我国的法制宣传力度比较有限，用户的法治思维欠缺，对相关法律法规了解甚少，由此也阻碍了用户维权行为。时间久了，便不会再向网络订餐平台或政府监管部门反馈，维权意识日渐淡薄。用户维权意识淡薄会产生餐品安全风险。

（2）用户维权渠道不畅

作为网络食品安全风险的直接面临者和承受者，用户群体的利益本应得到加强，但网络餐饮交易中互联网的隐蔽性、远程性和信息不对称性使用户的知情权无法得到很好的保障。调查表明，面对网络餐饮食品问题时，选择主动维权的人占比未超过半数，在对维权方式进行调查时，44.78%的用户选择向平台投诉，19.13%的用户选择直接找商家索赔，选择向消费者协会投诉、向政府部门举报等方式的用户占比很小，且仍然有19.75%的用户不知道通过什么渠道维权，这表明社会提供给用户的维权渠道比较单一且不畅通。若是首次维权未果，高达71%的用户不会坚持维权，这是因为对于用户来说，维权的成本太高。餐饮商家在平台上发布的售餐信息很多都具有虚假宣传的成分，一旦出了问题，网络订餐平台提供者为了不让事态扩大常采用向受损的用户提供补贴的方式以求私了，食品安全问题就这样被内部化，信息无法直达政府监管部门。用户维权渠道受阻，维权成本较高，身单力薄，没有畅通的维权机制和坚实的保障，消费者在维权路上举步维艰，往往望而却步。用户维权渠道不畅会产生餐品安全风险。

2. 用户参与监管方式单一

调查显示，86.52%的用户有网络订餐的经历，其中每月4次以上订餐经历的用户占比40%，说明网络订餐已经被大众广泛接受，甚至成为一种不可或缺的餐饮习惯。在互联网餐饮消费过程中，用户购买服务，为商家创收，有权利要求商家售卖的餐品安全卫生，提供的服务优质有保障。因此，用户有权对餐饮 O2O 商家和餐饮 O2O 平台进行监督。此外，由于互联网餐饮的特点之一是重视口碑，餐饮 O2O 平台又采用评分机制来约束外卖商家行为，即利用用户的真实反馈倒逼外卖商家重视餐饮的质量和安全，因此，用户有必要参与监管。

（1）用户事后监督反馈餐饮 O2O 商家

然而实际上，用户对于餐饮 O2O 商家的监督仅能通过事后反馈。由于不能到店消费，用户和餐饮 O2O 商家之间没有直接联系，对于店铺卫生环境、食材准备、餐品加工制作等一无所知，加之互联网外卖增加了线上下单、餐品配送等环节，更加剧了信息不对称，用户无法判断食品是否干净卫生，如果遇到食品问题要么自认倒霉，要么通过事后给差评或者举报投诉方式监督餐饮 O2O 商家。政府和餐饮 O2O 平台鼓励推行的明厨亮灶还停留在初始阶段，用户也不能参与到对餐饮 O2O 商家经营行为的过程监管中。而调查显示，超过半数的用户认为售后评价机制对改进商家服务没用，若是好评不能够激励商家，差评不能够制约商家，那么商家信用体系的建立就毫无意义。

（2）用户难以有效监督餐饮 O2O 平台

用户对于餐饮 O2O 平台的监督根本没有直接入口。餐饮 O2O 平台是互联网餐饮市场的重要参与主体，用户有必要对其进行监督，但实际情况是用户只能通过监督餐饮 O2O 商家，通过揭露餐饮 O2O 食品问题或者配送问题来间接反映餐饮 O2O 平台存在管理不善、监察不严等问题。用户对餐饮 O2O 平台的监管显得有心无力，缺乏有效渠道和方式，处于非常被动的地位。用户参与监管方式单一产生餐品安全风险。

（3）用户难以有效监督配送人员

数据显示，用户对网络餐饮配送服务的总体满意度较低，不满意的原因主要有：配送人员素质参差不齐，配送速度慢，配送流程难以追踪。网络餐饮非常注重时效。当下有部分餐饮外卖市场不注重物流和用户服务体验，导致其商品配送速度不稳定、服务质量较差等问题。针对上述问题，用户难以有效监管，只能事后通过餐饮 O2O 平台反馈，若是平台没有即时解决，用户就丧失再反馈的意愿。

从以上对用户监管风险诱因分析中可以看出，正反馈要素包括用户维权意识淡薄、用户维权渠道不畅、用户参与监管方式单一；如果完善和优化这些要素就可以减少用户监管风险，由此逻辑，评估风险的负反馈要素可以归纳为：增强用户维权意识、拓宽用户维权渠道、增加用户参与监管方式。当然，负反馈要素和正反馈要素可以互相转化，当评估风险子系统中正反馈要素大于负反馈要素时，评估风险子系统会发生风险，从而加大用户监管风险。用户监管风险产生的系统分析如图 6-4 所示。

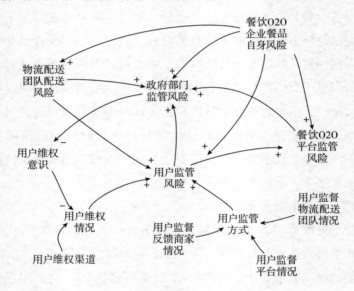

图 6-4 用户监管风险产生的系统分析

6.1.1.5 政府部门监管风险

1. 政府部门缺乏监管意识

（1）政府部门不能履行好自己的职责

网络订餐作为一种新兴的行业形态，政府部门在管理中存在着众多的漏洞，应该加大对这个行业的管理力度。从意识层面来讲，政府部门对网络订餐缺乏监管的意识，从而使政府部门不愿意监管网络订餐以及监管不到位。政府部门中可以监管网络订餐的有市场监督管理部门、工商行政管理部门、食品药品监督管理部门。这些部门在网络餐饮的生产、流通和订餐平台三大环节都有明确的职责。这些部门都设置了许多科室。质检部门中的监督与法制科、工商部门内的市场规范管理科和网络交易管理科、食药部门内的食品流通监管科、食品安全综合协调科等都可以针对用户反映的情况对网络订餐进行管理。但在实际生活中，用户向政府部门举报网络订餐中存在的某个食品安全问题时，相关工作人员却不予理睬甚至把责任推给其他部门。相关政府部门不愿管网络订餐中的食品安全问题，没有履行好自己的职责，缺乏监管意识。政府部门缺乏监管意识会产生餐品安全风险。

（2）事后整顿无法真正落实监管意识

政府相关部门对网络订餐进行监管往往是食品安全问题被报道或是有数据证明存在食品安全问题才开始。它们的监管活动偏向于事后监督，针对某一类问题展开专项整治。此外，这种事后发现问题和解决问题的方式，不能及时发现网络订餐中存在的其他食品安全问题。同时，这种事后监督的方式使某些监管人员形成不好的观念，即发现食品安全问题后进行整顿，进而忽视了日常监管的工作。由于事后监督，导致了政府相关部门在监管入驻商家和餐饮O2O平台时监管不到位。以相关部门对生产环节中的器具消毒问题为例，如果监管人员能够及时发现这个问题并尽早解决，就不会因为消毒不彻底出现食品安全事故。因监管人员没有加强事前监管，也没有将其纳入日常监管的活动中，故监管人员在开展工作的过程中，未能发现存在的各种问题。事后整顿无法真正落实监管意识产生餐品安全风险。

（3）监管部门整顿力度小

国内关于网络订餐食品安全的法律有《食品安全法》和《网络食品安全违法行为查处办法》。《食品安全法》对第三方平台的处罚额为 5 万~20万元。最高 20 万元的处罚额对市值超过千亿元的订餐平台来说，丝毫没有起到警醒的作用。《网络食品安全违法行为查处办法》对违法商家的处罚额为 5000~30000 元。这些商家线上和实体店的月盈利远远大于 3 万元，相对来说处罚力度较小。当餐饮 O2O 平台和商家出现违法行为时，政府相关部门不能严格惩处，这些违法违规的餐饮 O2O 平台和商家得不到应有的惩罚，从本质上就认识不到问题的严重性，那么用户的饮食安全风险就加大了。在对网络订餐各环节和订餐平台监管的过程中，存在监管人员执法不严的情况，降低了对商家的处罚力度。这在一定程度上反映出监管人员监管意识不强，对自身工作重要性认识不到位。处罚力度太小不仅不能让从事网络订餐的商家和餐饮 O2O 平台认识到自身的错误，以及加强网络餐饮食品安全工作的重要性，反而加大了政府监管部门的工作难度。目前在网络订餐各环节出现的食品安全问题，很大程度上是由于政府相关部门的处罚力度太小。政府相关部门整顿力度小产生餐品安全风险。

2. 政府部门缺乏监管的依据

（1）专门针对网络订餐的法律特别少

目前，我国关于网络订餐的法律形式主要是法律、行政法规、部门规章和地方性法规。其中，效力最高的就是《食品安全法》。这部法律对实体餐饮企业做出了一些规定，但对于网上经营的餐饮企业却没有做出说明。所以，监管网络订餐的餐饮企业只能参照《食品安全法》中对实体餐饮企业的规定，现有法律没有明确外卖标准，网络订餐监管缺乏针对性。北京市对网络订餐监管的依据除了国家颁布的关于网络订餐的法律，还有《北京市网络食品经营监督管理办法》等。虽有部分针对网络订餐服务的监管，但只是提供了可以参照的内容。正是由于网络订餐服务法律的缺失，导致了政府相关部门在网络订餐监管过程中无法可依，无法从制度上给监管部门提供支持。专门针对网络订餐的法律特别少产生餐品安全风险。

（2）现有法律规定内容不详细

《食品安全法》虽然强调了第三方平台的审核责任，但没有规定审核究竟达到怎样的要求，没有规定第三方平台承担的是准入审核义务还是持续性审核义务。对于第三方平台，没有规定是承担主动监控义务还是被动监控义务。法律中对第三方平台的规定太少，导致了第三方平台对线上商家的准入审查和线上监管作用没有发挥出来，所以第三方平台在进行食品安全监管时出现了众多的问题。《食品生产许可管理办法》《网络餐饮服务食品安全监督管理办法》《网络食品安全违法行为查处办法》《食品召回管理办法》等对网络订餐的第三方交易平台做出了大量的规定，但对提供餐饮服务商家的具体操作流程的规定不足。对于行业标准、送餐时间、餐具标准、服务标准等，有关法律都没有明确做出说明。

现有的法律不足导致了北京市在网络订餐食品安全监管中存在不完善的地方。在北京市颁布的法律中，《北京市网络食品经营监督管理办法》对网络食品经营者、网络食品交易第三方平台提供者的规定较多，针对网络订餐服务的规定太少。北京市没有结合自身区域网络订餐服务的特点制定合适的法律，没有针对性的规定加大了监管的难度。也正是由于对网络订餐各个环节的法律规定不足，有关商家、配送人员和订餐平台钻了法律的空子，从而导致了网络订餐中出现食品安全问题。比如在食物的配送环节，法律没有明确规定应当如何对送餐箱进行消毒以及消毒工作进行到何种程度，导致了配送人员从不对送餐箱进行消毒或者消毒工作不彻底，而监管部门又无法根据法律做出相应的评判以及相应的处罚。因此，法律不完善无法保障对入驻商家、餐饮O2O平台和配送人员的有效监管，无法保障网络订餐食品安全工作很好落实。现有法律规定内容不详细产生餐品安全风险。

（3）政府部门与用户以及餐饮O2O平台间信息不对称

政府部门作为网络订餐食品安全监管工作的主导者，掌握了大量商家的资料。这些信息没有完全向用户公布，只是掌握在政府部门的手中。而用户作为网络订餐中的参与者，也掌握了一些政府部门不知道的网络订餐信息。目前，北京市在保障政府监管部门和用户的沟通渠道顺畅方面的工作不到位，用户所了解的信息无法传达给政府监管部门，从而大大增加了用户的饮食安全风险。在网络订餐监管工作中涉及餐饮O2O平台，餐饮O2O平台既要监管入驻商家的线上活动，又要接受政府监管部门的管理。用户的订餐业务是餐饮O2O平台提供的，同时餐饮O2O平台也为入驻商家提供线上的交易环境。所以，对线上餐饮服务商家的数量、线上的经营等情况餐饮O2O平台比政府监管部门更清楚，而线下商家的情况则掌握在政府监管部门的手中。政府监管部门既没有将自身掌握的信息告知餐饮

O2O平台，而餐饮O2O平台也没有将自身了解的情况告知政府监管部门。政府监管部门与餐饮O2O平台之间的这种信息不对称加大了政府监管部门和餐饮O2O平台的监管难度。在网络餐饮生产环节，用户和餐饮O2O平台不能及时将自己遇到的食品安全问题提供给政府监管部门，政府监管部门也没有及时对这些问题进行处理，增加了类似食品安全问题发生的概率。同样，政府监管部门不能将问题商家的信息及时公布给用户和餐饮O2O平台，使得他们无法及时做出相应的处理。正是由于政府监管部门、餐饮O2O平台和用户间信息不对称导致了监管各环节出现了众多的问题，产生餐品安全风险。

3. 政府部门执行能力较差

（1）监管方式落后

目前，网络餐饮行业之所以深受欢迎，正是因为其便捷、省时和省力的特点。但是存在餐饮商家进行食物制作的区域和用户所在的区域不一致的情况。这种跨区域监管对政府部门的监管是一种挑战。目前，政府部门对网络订餐的监管遵循的是区域管理的原则，就是市场监管局对本区域的网络订餐服务进行管理。跨区域监管对区域间的合作要求极高，而政府部门目前缺少区域间合作的渠道，无法实现跨区域监管。政府监管部门通过抽查等传统方式进行监管，而抽查比例不合理、区域特殊性造成数据没有代表性。在这种监管方式下，数据处理工作会耗费大量的时间，处理结果的滞后性会带来很多的问题。不真实或没有代表的数据，不利于政府监管部门真正发现餐饮商家在订餐各环节存在的问题，进而各环节中的食品安全隐患无法及时被发现并尽早得到解决。在网络餐饮食品安全问题中，无论是食品的生产环节、流通环节还是餐饮O2O平台管理中出现的食品安全问题，与政府监管部门的监管方式都有一定的关系。盲目性抽查的监管方式不能准确了解餐饮服务商家的行为，而商家的行为也不能得到很好的规范，为他们实施违法行为创造了机会。落后的监管方式无法适应网络订餐监管，产生餐品安全风险。

（2）监管缺乏专业性

网络订餐食品安全监管工作涉及方面比较多，而且比较烦琐，涉及部门的多项职能。相对于大量的工作，政府的监管人员是有限的，大大增加了监管人员的负担。在监管工作中，需要某一核心的专业人才发挥作用，比如器具消毒、食品添加剂使用、包装材料使用等需要有专业人员来检测。如果缺乏专业的人员，餐饮商家在经营环节中的问题可能就检查不出来。监管人员在入职后，需要在技能和理论上学习，熟悉仪器设备和工作流程。监管部门需要加强对监管人员的培训和指导，培训和学习后监管人员在技能上如果仍达不到工作要求，会加大监管工作的难度。目前，监管部门在监管的众多环节中都需应用特殊检测技术，如对消毒、添加剂、包装盒等的检测。如果无法匹配相应的技术手段，就无法发现网络订餐中的食品安全问题，增加餐饮的安全风险。一些政府监管部门缺失监管技术、监管工具和监管设施。甚至一些监管人员不理解相关法律法规中网络订餐监管的规定和要求，这种软技术的缺乏也影响着网络订餐监管的专业性。网络订餐的很多环节对监管人员的专业性提出了要求，而目前检测的不专业性导致了监管工作无法落实到位。因此，监管缺乏专业性会产生餐品安全风险。

（3）监管人员不足

网络订餐食品安全监管涉及多项工作任务。在巨大的工作量下，需要将各项工作细致分工并且保证各部门有充足的人员。而从一些监管部门来看，监管人员的数量无法满足大量网络订餐监管工作的要求。目前，网络订餐监管只是安排在现有的食品安全监管部门。网络订餐这种新兴的行业与传统的餐饮行业有很大的不同，对其监管方式、程序和手段等也更加复杂，需要充足的人力资源。而在现有的监管部门中，从事网络订餐监管的人员太少。人员的缺乏导致了网络订餐食品安全监管的许多工作都无法很好完成。在网络订餐平台管理上，因监管人员不足，对网络订餐平台日常管理和检查工作不到位，更多的是在出现了食品安全事故后，政府部门监管人员与订餐平台的管理人员才进行约谈和处理。因监管部门专门管理订餐平台的人员较少，无法投入足够人力和时间进行检查，致使订餐平台在管理过程中存在食品安全隐患。监管人员不足产生餐品安全风险。

从以上对政府部门监管风险诱因分析中可以看出，正反馈要素包括政府部门缺乏监管意识、缺乏监管依据、执行能力差；如果完善和优化这些要素就可以减少政府部门监管风险，由此逻辑，评估风险的负反馈要素可以归纳为增强政府部门监管意识、明确政府部门监管依据、提升政府部门执行能力。当然，负反馈要素和正反馈要素可以互相转化，当评估风险子系统中正反馈要素大于负反馈要素时，评估风险子系统会发生风险，从而加大政府部门监管风险。政府部门监管风险产生的系统分析如图 6 – 5 所示。

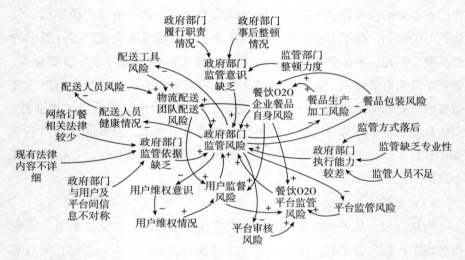

图 6 – 5 政府部门监管风险产生的系统分析

6.1.2 餐饮 O2O 配送环节食品安全系统动力学模型建立

本书从餐饮 O2O 食品安全控制链中五个主体的角度分析了不同主体在餐饮 O2O 配送环节食品安全控制过程中所面临的风险。餐饮 O2O 配送环节食品安全控制过程中风险的形成是一个复杂的系统，除了受子系统风险因素的影响外，各个风险子系统之间也存在交互影响。系统动力学基于系统行为与内在机制间紧密的依赖关系，可以透过数学模型的建立逐步发掘出产生变化形态的因果关系。因此，本书尝试运用系统动力学的方法，分析餐饮 O2O 配送环节食品安全控制过程中的风险形成原理，建立餐饮 O2O 配送环节食品安全系统动力学模型，从而为餐饮 O2O 配送环节食品安全的保障提供一定的理论依据。

6.1.2.1 餐饮O2O配送环节食品安全风险指标体系构建

根据前文的分析，构建包含餐饮O2O企业餐品自身风险、物流配送团队配送风险、餐饮O2O平台监管风险、用户监管风险、政府部门监管风险5方面12种类型的风险影响因素指标体系，如表6-1所示。

表6-1 餐饮O2O配送环节食品安全风险类型及诱因

风险类型	一级风险因子	二级风险因子	代码
餐饮O2O企业餐品自身风险（A）0.1458	餐品生产加工风险（A1）0.7500	工作服清洁不到位 0.0500	U1
		器具消毒不到位 0.1413	U2
		食材清洁不到位 0.3993	U3
		食品添加剂使用合理性 0.3139	U4
		厨师对订单备注关注度不够 0.0955	U5
	餐品包装风险（A2）0.2500	食物包装材料 0.8333	U6
		包装盒上无标签 0.1667	U7
物流配送团队配送风险（B）0.1043	配送人员风险（B1）0.5396	配送人员健康状况 0.6667	U8
		配送人员专业素质 0.3333	U9
	配送工具风险（B2）0.2970	配送箱的规范性 0.2385	U10
		配送箱的卫生状况 0.6250	U11
		配送交通工具的安全隐患 0.1365	U12
	配送方式风险（B3）0.1634	配送时效性 0.6667	U13
		配送方式的规范性 0.3333	U14
餐饮O2O平台监管风险（C）0.2819	平台审核风险（C1）0.6667	平台对入驻商家的资格审查情况 0.7500	U15
		平台对入驻商家的抽检情况 0.2500	U16
	平台监管风险（C2）0.3333	平台对入驻商家的安全管理情况 0.6667	U17
		平台对外卖配送的管理情况 0.3333	U18
用户监管风险（D）0.0560	用户维权情况（D1）0.2500	用户维权意识 0.6667	U19
		用户维权渠道 0.3333	U20
	用户监管方式（D2）0.7500	用户监督反馈商家情况 0.6250	U21
		用户监督平台情况 0.1365	U22
		用户监督物流配送团队情况 0.2385	U23

续表

风险类型	一级风险因子	二级风险因子	代码
政府部门监管风险（E）0.4120	政府部门监管意识缺乏（E1）0.1365	政府部门履行职责情况 0.5396	U24
		政府部门事后整顿情况 0.1634	U25
		监管部门整顿力度 0.2970	U26
	政府部门监管依据缺乏（E2）0.2385	网络订餐相关法律较少 0.6144	U27
		现有法律内容不详细 0.2684	U28
		政府部门与用户及平台间信息不对称 0.1172	U29
	政府部门执行能力较差（E3）0.6250	监管方式落后 0.5396	U30
		监管缺乏专业性 0.2970	U31
		监管人员不足 0.1634	U32

这里运用层次分析法来确定各指标的权重，由于层次分析法是一种主观权重确定方法，其结果受到专家先验知识的影响。为了在一定程度上消除这种主观性，这里请了五位相关行业专家运用层次分析法进行了权重确定，然后取五位专家确定权重的平均数作为各个风险指标的最终权重。这五位专家，有两位来自高校研究网络餐饮食品安全的教授，两位来自餐饮协会的专家，还有一位来自电商研究院的行业专家。根据五位专家的打分结果，得到了最终权重结果如表6－1所示。

6.1.2.2 餐饮O2O配送环节食品安全风险形成机理系统模型流图

基于餐饮O2O配送环节食品安全风险影响因素的指标体系，构建餐饮O2O配送环节食品安全风险的系统动力学模型，其风险的关系不仅限于各子系统，子系统之间也存在相互作用和影响，其中餐饮O2O企业餐品生产制作是风险产生的源头，物流配送团队配送过程造成的风险是基础，政府部门监管风险在整个餐饮O2O配送环节食品安全风险中占核心地位，其不仅要汇集用户监管信息，还承担着餐饮O2O平台监管、物流配送团队配送带来的风险。所以，本书借助于系统动力学研究复杂社会问题的优势，采用定量的系统分析方法来分析各种风险的作用机理。

根据对餐饮O2O配送环节食品安全风险的关系分析，通过使用vensimPLE软件，构建餐饮O2O配送环节食品安全风险形成机理系统模型流图，如图 6 - 6 所示。

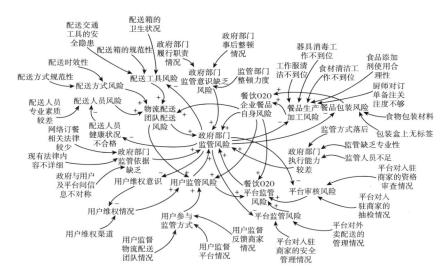

图 6 - 6 餐饮 O2O 配送环节食品安全风险形成机理系统模型流图

6.1.2.3 参数与边界风险因子值确定

1. 模型仿真变量的初始赋值

本模型设定模拟期间为 10 年，时间间隔为 1 年，通过餐饮 O2O 配送环节食品安全风险形成机理系统模型流图可以得出，边界点主要有 36 个，其中相关的影响因素采用与餐饮 O2O 配送过程中食品安全相关的不同参与主体的代表对风险因子进行打分，然后对专家打分的结果取平均值对风险因子的边界值进行确定。

通过对风险因子边界值的确定以及风险评价指标体系的权重确定，就可以对模型进行赋值和关系的编辑，为仿真模拟奠定基础。其中部分仿真变量和赋值如表 6 - 2 所示，其余未列出的变量均采用专家打分法确定。在系统动力学的方程式中，A 代表辅助方程，L 代表水平方程，R 代表速率方程，N 代表初值方程，C 代表常数方程。

表 6 – 2　模型仿真变量的赋值表

变量名称	变量类型	赋值	原始数据来源及处理方法
餐饮O2O企业餐品自身风险（初值）	L	0.5	评估餐饮O2O企业餐品风险管理现状，通过专家打分法结合层次分析法，折算确定
物流配送团队配送风险（初值）	L	0.4	实地访谈、数据调研，最后通过专家打分法，折算确定
餐饮O2O平台监管风险（初值）	L	0.6	评估餐饮O2O平台风险管理现状，通过专家打分法结合层次分析法，折算确定
用户监管风险（初值）	L	0.2	实地访谈、数据调研，最后通过专家打分法，折算确定
政府部门监管风险（初值）	L	0.7	评估政府部门风险管理现状，通过专家打分法结合层次分析法，折算确定
食品添加剂使用合理性	C	0.0317	数据调研，通过专家打分法，取均值确定
食物包装材料	C	0.0255	数据调研，通过专家打分法，取均值确定
用户维权渠道	C	0.0155	数据调研，通过专家打分法，取均值确定
用户监督反馈商家情况	C	0.0112	数据调研，通过专家打分法，取均值确定
用户监督平台情况	C	0.0151	数据调研，通过专家打分法，取均值确定
用户监督物流配送团队情况	C	0.0146	数据调研，通过专家打分法，取均值确定
政府部门履行职责情况	C	0.0306	数据调研，通过专家打分法，取均值确定
政府部门事后整顿情况	C	0.0178	数据调研，通过专家打分法，取均值确定
监管部门整顿力度	C	0.0244	数据调研，通过专家打分法，取均值确定

2. 基于指标权重的系统动力学方程

根据系统动力学的建模原理，基于层次分析法指标权重的计算结果，确定各风险因子的系统动力学方程，由于餐饮O2O企业餐品自身风险、物流配送团队配送风险、餐饮O2O平台监管风险、用户监管风险、政府部门监管风险等因素不仅受其单方面的影响，相互之间也会产生风险，所以需要在以层次分析法计算权重的基础上进行权重调整，下面以部分因素的动力学方程为例进行说明：

（1）餐品自身风险 = 0.75 × 生产加工风险 + 0.25 × 餐品包装风险

（2）餐品包装风险 = 0.1667 × 包装盒上无标签 + 0.8333 × 食物包装材料 − 0.01 × 政府部门监管风险

（3）配送方式风险 = 0.6667 × 配送时效性 + 0.3333 × 配送方式的规范性

（4）用户监管方式 = 0.625 × 用户监督反馈商家情况 + 0.1365 × 用户监督平台情况 + 0.2385 × 用户监督物流配送团队情况

（5）平台监管风险 = 0.6667 × 平台对入驻商家的安全管理情况 + 0.3333 × 平台对外卖配送的管理情况 − 0.07 × 政府部门监管风险

（6）政府执行能力较差 = 0.1634 × 监管人员不足 + 0.5396 × 监管方式落后 + 0.297 × 监管缺乏专业性

（7）政府部门监管风险 = 0.1365 × 政府部门监管意识缺乏 + 0.2385 × 政府部门监管依据缺乏 + 0.625 × 政府部门执行能力较差 + 0.056 × 用户监管风险 + 0.1043 × 物流配送团队配送风险 + 0.2819 × 餐饮 O2O 平台监管风险 + 0.1458 × 餐饮 O2O 企业餐品自身风险

6.1.3 餐饮 O2O 配送环节食品安全风险动力学模型仿真及结果分析

6.1.3.1 单一风险因素变动对风险输出变量的影响

本书基于餐饮 O2O 配送环节食品服务提供的业务流程，从业务开展过程中不同参与主体的角度识别其面临的类型风险，运用系统动力学的原理，构建了由餐饮 O2O 企业餐品自身风险、物流配送团队配送风险、餐饮 O2O 平台监管风险、用户监管风险、政府部门监管风险五方面风险类型构成的风险影响因素系统动力学模型。本模型中，餐饮 O2O 配送环节食品安全风险主要由风险构成的 5 个子系统中的具体影响因素决定，改变餐饮 O2O 配送环节食品安全风险一个影响因子的大小将会出现"牵一发而动全身"的情况，以餐饮 O2O 平台对外卖配送的有效管理为例，分别设定其餐饮 O2O 平台对外卖配送的监管风险大小为 0.2 和 0.8，其中线条 1（图 6 − 7

中 Current 0，下同）表示餐饮 O2O 平台监管风险为 0.8，线条 2（图 6 – 7 中 Current 1，下同）表示餐饮 O2O 平台监管风险为 0.2，由于本模型设定相互之间的关系为正相关关系，所以餐饮 O2O 平台对外卖配送的有效管理的值越大，表示其价值越不稳定，对评估风险的影响也就越大。观察餐饮 O2O 企业餐品自身风险、物流配送团队配送风险、餐饮 O2O 平台监管风险、用户监管风险以及政府部门监管风险受其影响风险的变化情况，通过计算机仿真模拟，得到的结果如图 6 – 7 所示。

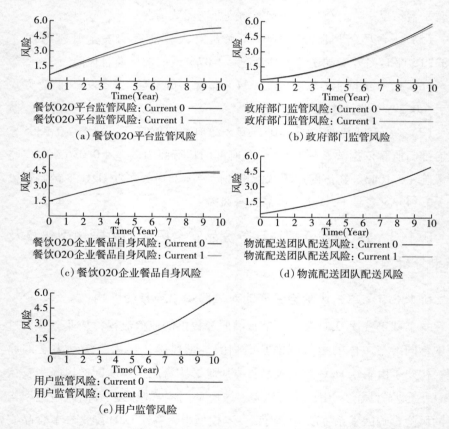

图 6 – 7 餐饮 O2O 平台对外卖配送的有效管理变化对不同风险因素仿真结果

整个系统的输出变量为餐饮 O2O 企业餐品自身风险、物流配送团队配送风险、餐饮 O2O 平台监管风险、用户监管风险、政府部门监管风险五个变量，通过仿真结果可以看出餐饮O2O平台对外卖配送管理的有效性的变化影响了餐饮O2O配送环节食品安全风险控制的目标，而且对不同主体风险水平的改善程度呈现不同的影响。其中，随着餐饮O2O平台对外卖配送管理的有效性风险从0.8降至0.2，餐饮O2O平台监管风险、餐饮O2O企业餐品自身风险趋于平缓的趋势，而且，随着风险因素的降低，两个主体的风险相较于原来也得到了一定控制，同样的情况在物流配送团队配送风险、政府部门监管风险、用户监管风险方面也有所体现。除了餐饮O2O平台对外卖配送管理的有效性的控制使得两种风险程度降低外，随着时间的积累，这两种风险呈现"先上后下"的"几字形"趋势，风险从源头上得到控制，这说明了对影响因素实施控制有助于整个餐饮O2O配送环节食品安全链质量的提升，而且，根据所处餐饮O2O配送环节食品安全链的不同阶段，参与主体可以有意识地改善风险的构成要素，从而有针对性地对某一方面风险进行控制。

6.1.3.2 不同风险因素变动对同一风险输出变量的影响程度

通过改变餐饮O2O配送环节食品安全风险不同影响因子的大小，观察其对某一风险输出变量的影响，即某一主体对风险的灵敏度。本书将以餐饮O2O平台对外卖配送管理的有效性及配送人员专业素质的同比例变动对物流配送团队配送风险输出的影响为例，分别设定餐饮O2O平台对外卖配送管理的有效性风险大小为0.2和0.8，配送人员专业素质的风险大小为0.2和0.8，观察餐饮O2O企业餐品自身风险、物流配送团队配送风险、餐饮O2O平台监管风险、用户监管风险、政府部门监管风险受其影响风险的变化情况，表6-3显示了物流配送团队配送风险在餐饮O2O平台对外卖配送管理的有效性及配送人员专业素质同比例变化下的计算机仿真模拟结果数据，图6-8是对其直观体现，线条2代表配送人员专业素质风险0.2，线条1表示风险为0.8。

在现存的餐饮O2O配送环节食品服务提供模式下，既有对风险产生正向影响的正激励要素，也有对风险产生负向影响的负激励要素，餐饮O2O配送环节食品安全风险子系统的每种风险会在某种外部条件的作用下达到一个相对平衡的状态，例如，一个或多个负反馈要素在某一时刻被激活转

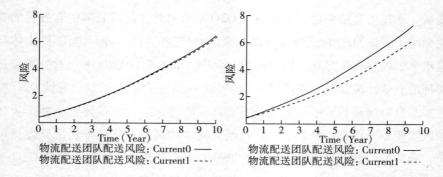

图6-8 （a）管理有效性对物流配送
团队配送人员风险仿真结果

图6-8 （b）配送人员专业素质对物流
配送团队配送人员风险仿真结果

变为正反馈要素时，如果正反馈要素大于负反馈要素，则会引发风险子系统产生风险（事故），并且这种风险在没有得到及时处理的条件下会在整个餐饮O2O配送环节食品安全系统中传递和放大，最终导致餐饮O2O配送环节食品安全系统整体风险涌现。从表6-3可以看到，通过对餐饮O2O平台对外卖配送管理的有效性及配送人员专业素质对物流配送团队配送风险的影响对比分析看，在其他因素不变的情况下，如果餐饮O2O平台对外卖配送管理的有效性及配送人员专业素质扩大相同的倍数，对不同主体风险的输出值影响不同。由此，在不同时期，既能保持系统在某一时刻处于某种平衡状态，又能有针对性地采取相应的风险规避措施控制其影响因素，人为地降低风险带来的危害。

表6-3 餐饮平台对外卖配送管理的有效性及配送人员
专业素质对物流配送团队配送风险的影响对比

间隔期（Year）	初始值	1	2	3	4	5	6	7	8	9	10
管理有效性0.8	0.4	0.7802	1.1996	1.6637	2.1779	2.7473	3.3764	4.0696	4.8305	5.6622	6.5675
管理有效性0.2	0.4	0.7802	1.1996	1.6632	2.1761	2.7428	3.3676	4.0544	4.8067	5.6275	6.5191
配送人员专业素质0.8	0.4	0.8642	1.3676	1.9155	2.5133	3.1659	3.8779	4.6533	5.4960	6.4092	7.3956

间隔期（Year）	初始值	1	2	3	4	5	6	7	8	9	10
配送人员专业素质 0.2	0.4	0.7562	1.1516	1.5913	2.0803	2.6232	3.2244	3.8877	4.6166	5.4141	6.2826

6.1.4 结论

在餐饮 O2O 配送环节食品安全控制的过程中，风险的有效识别和控制是保障餐饮 O2O 配送环节食品安全与否的决定性因素。本书针对餐饮 O2O 配送环节食品安全控制的不同主体，识别餐饮 O2O 配送环节食品安全控制过程中不同主体扮演的角色以及可能面临的风险，确定了餐饮 O2O 企业餐品自身风险、物流配送团队配送风险、餐饮 O2O 平台监管风险、用户监管风险、政府部门监管风险五大风险子系统，并借助于系统动力学原理刻画了风险产生的系统分析图，确定了各主体之间风险的关联关系，并探索各风险因子之间的主导关系。结合系统动力学模型分析方法，从整个餐饮 O2O 配送环节食品安全系统的角度对可能形成风险的路径图进行研究，并进行了计算机仿真模拟，更好地反映了餐饮 O2O 配送环节食品安全系统风险产生过程中各子系统及其要素之间错综复杂的关系，为战略与决策的制定提供依据。通过仿真模拟，可以看到如下结果。

6.1.4.1 餐饮 O2O 企业等五方主体风险间构成反馈关系

餐饮 O2O 企业餐品自身风险、物流配送团队配送风险、餐饮 O2O 平台监管风险、用户监管风险以及政府部门监管风险相互之间构成反馈关系，随着风险汇入政府部门的风险监控系统中，政府部门利用自身的风险监控制度，对风险进行有效的防控，会使其他四方面主体面临的风险有所改善，这样一方面政府部门可以创新监管模式，提升监管效率和效果，另一方面还可以实现对风险的有效控制，达到帕累托优化。

6.1.4.2 任一风险影响因素的改变带来不同主体的不同影响程度

通过改变某一风险影响因素，或者同比例地改变不同风险影响因素，观察模拟结果可以发现，对不同主体的影响程度各不相同，因此，借助于风险的系统模型，有利于不同主体在不同的情况下，及时地了解自身面临的风险，进而更具针对性地做出应对。

通过本研究可以看到，餐饮O2O配送环节食品安全的风险，不仅来源于餐饮O2O企业餐品自身的质量，而且贯穿于餐饮O2O食品生产、加工、包装、配送的全过程，与参与业务的各方均相关，是一个风险形成和控制系统。因此，餐饮O2O配送环节食品服务的参与各方，均要从系统的角度认识和理解风险，并且从系统的视角来做出风险控制和风险分担的管理决策，只有这样才能真正促进网络餐饮服务在我国的有序、健康发展，为解决餐饮O2O食品安全问题提供有效途径。

6.2　基于演化博弈的协同控制机制

　　餐饮 O2O 企业和物流配送团队是影响餐饮 O2O 配送环节食品安全的两个关键环节，餐饮 O2O 企业和物流配送团队均为有限理性个体，双方食品安全协同控制的实现并不是一蹴而就的，而是一个相互模仿学习并不断改进的过程。因此，基于餐饮 O2O 平台干预的视角，采用演化博弈模型分析餐饮 O2O 企业和物流配送团队食品安全控制策略的演进过程、稳定策略及其影响因素。

6.2.1　问题描述与基本假设

　　考虑由餐饮 O2O 企业和物流配送团队组成的两级餐饮 O2O 配送环节食品安全链。物流配送团队从餐饮 O2O 企业获取餐品，然后将餐品配送给用户。所以，用户获得的餐品质量安全水平取决于餐饮 O2O 企业的质量预防水平和物流配送团队的质量保障水平。餐饮 O2O 企业的质量预防过程中，有高级质量预防和基本质量预防（以下简称高级预防和基本预防）两种策略，高级预防策略是指充分认识与理解食品安全监督管理的要求，并严格实施食品原料控制，严格检查加工过程中待加工的食品及原料，定期维护食品贮存、加工、清洗消毒等设施设备，定期清洗和校验保温、冷藏和冷冻等设施设备，根据餐品类型分类包装等行为。基本预防策略是指仅能采购符合食品安全标准的食品及原料，适当检查待加工的食品及原料，偶尔维护食品贮存、加工、清洗消毒等设施设备，不能清洗和校验保温、冷藏和冷冻等设施设备，不能根据餐品类型分类包装等行为。物流配送团队的质量安全保障过程中，有高级质量保障和基本质量保障（以下简称高级保障和基本保障）两种策略，高级保障策略是指保证配送人员个人卫生，确保使用安全、无害、清洁的配送容器，对容器定期进行清洗消毒，根据餐品类型分类配送，保证配送过程餐品不受污染，对配送人员、配送容器、配送方式等进行全面、精准与高效的保障。基本保障策略是指基本保证配送人员个人卫生，能够使用较安全、较清洁的配送容器，对容器偶尔进行清洗消毒，不能根据餐品类型分类配送，基本保证配送过程餐品不受污染。餐饮 O2O 企业和物流配送团队食品安全协同控制是指餐饮 O2O 企业采取高级预防策略，同时物流配送团队选择高级保障策略，形成"前防后保"的稳定食品安全控制状态。

餐饮 O2O 企业和物流配送团队均是有限理性的个体，双方根据安全控制成本与收益的变化不断调整自身的策略，是一个演化博弈的过程。据此，提出如下假设：

（1）若餐饮 O2O 企业采取基本预防策略，物流配送团队采取基本保障策略，则双方获得的基本收益分别为 P_d 和 P_e，且 $P_d > 0$，$P_e > 0$。

（2）当餐饮 O2O 配送环节食品安全链中餐饮 O2O 企业采取高级预防策略，物流配送团队采取基本保障策略时，餐饮 O2O 企业的高级预防策略提高了餐品的质量水平，增加了市场需求量，打破原有的供需平衡，进一步推高餐品价格与增加收益，同时，餐饮 O2O 企业质量安全的溢出效应催生了物流配送团队的"搭便车"行为。此时，餐饮 O2O 企业的收益为 $(1 + \theta_d)P_d - C_d$，θ_d（$\theta_d > 0$）为餐饮 O2O 企业采取高级预防策略后收益增加的比率（简称收益率），C_d（$C_d > 0$）为餐饮 O2O 企业采取高级预防策略所增加的投入成本；物流配送团队因"搭便车"行为而获得的收益为 $(1 + \gamma_e)P_e$，γ_e（$\gamma_e > 0$）为溢出率。

（3）若餐饮 O2O 配送环节食品安全链中餐饮 O2O 企业采取基本预防策略，而物流配送团队采取高级保障策略，餐饮 O2O 小店因质量投入不足难以匹配物流配送团队的高级保障策略，由于餐品的低品质，会致使其被迫退出，导致 O2O 餐品供给能力增长缓慢；同时，由于物流配送团队的高级保障策略，市场需求向好，O2O 餐品需求量扩大，餐饮 O2O 企业享用优质渠道，餐饮 O2O 企业和物流配送团队的平均收益均会有所增加。因此，物流配送团队的收益为 $(1 + \theta_e)P_e - C_e$，θ_e（$\theta_e > 0$）为物流配送团队采取高级保障策略后收益增加的比率，C_e 为物流配送团队采取高级保障策略所增加的成本；同样，"存活"下来的餐饮 O2O 企业因搭乘优质渠道的"便车"获得的收益为 $(1 + \gamma_d)P_d$，γ_d（$\gamma_d > 0$）为溢出率。

（4）如果餐饮 O2O 企业采取高级预防策略，物流配送团队采取高级保障策略，双方共同努力保障 O2O 餐品质量安全，餐饮 O2O 企业将获得良好信誉和相关品质认证，收益率有所提高，同时，物流配送团队也因良好的操作规范，赢得了政府部门和社会公众的认可，形成品牌效应，市场需求量进一步提升，收益率稳步增加。因此，餐饮 O2O 企业和物流配送团队获得的收益分别为 $(1 + \eta_d)P_d - C_d$ 和 $(1 + \eta_e)P_e - C_e$，η_d（$\eta_d > \theta_d$）和 η_e（$\eta_e > \theta_e$）为餐饮 O2O 企业采取高级预防策略和物流配送团队采取高级保障策略进而产生协同效应时的收益率（简称协同收益率）。

6.2.2 餐饮 O2O 配送环节食品安全控制的演化博弈分析

6.2.2.1 演化博弈收益矩阵

在餐饮 O2O 平台没有质量补贴或质量惩罚的情况下，假定餐饮 O2O 企业群体中采取高级预防策略的比例为 x（$0 < x < 1$），物流配送团队群体中采取高级保障策略的比例为 y（$0 < y < 1$），那么，餐饮 O2O 企业采取基本预防策略和物流配送团队采取基本保障策略的比例分别为 $1 - x$ 和 $1 - y$。据此，可以构建出餐饮 O2O 企业和物流配送团队食品安全控制演化博弈收益矩阵，如表 6 - 4 所示。

表 6 - 4　餐饮 O2O 企业和物流配送团队食品安全控制演化博弈收益矩阵

餐饮 O2O 企业	物流配送团队	
	高级保障	基本保障
高级预防 x	$(1 + \eta_d)P_d - C_d$, $(1 + \eta_e)P_e - C_e$	$(1 + \theta_d)P_d - C_d$, $(1 + \gamma_e)P_e$
基本预防（$1 - x$）	$(1 + \gamma_d)P_d$, $(1 + \theta_e)P_e - C_e$	P_d, P_e

6.2.2.2　复制动态方程与均衡点

对餐饮 O2O 企业群体而言，采取高级预防策略的期望收益为：

$$E_{1d} = y[(1 + \eta_d)P_d - C_d] + (1 - y)[(1 + \theta_d)P_d - C_d] \tag{1}$$

餐饮 O2O 企业采取基本预防策略的期望收益为：

$$E_{2d} = y(1 + \gamma_d)P_d + (1 - y)P_d \tag{2}$$

餐饮 O2O 企业群体的平均收益为：$\overline{E_d} = xE_{1d} + (1 - x)E_{2d} \tag{3}$

根据 Malthusian 方程，餐饮 O2O 企业群体采取高级预防策略数量的增长率等于其期望收益 E_{1d} 与平均收益 $\overline{E_d}$ 之差，t 为时间，结合式（1）~式（3）可得餐饮 O2O 企业采取高级预防策略的复制动态方程为：

$$\dot{x} = \frac{dx}{dt} = x(1 - x)(E_{1d} - E_{2d}) = x(1 - x)$$
$$\{\theta_d P_d - C_d - y[(\gamma_d - \eta_d + \theta_d)P_d]\} \tag{4}$$

同理可得，物流配送团队采取高级检验策略的复制动态方程为：

$$\dot{y} = \frac{dy}{dt} = y(1 - y)\{\theta_e P_e - C_e - x[(\gamma_e - \eta_e + \theta_e)P_e]\} \tag{5}$$

式（4）和式（5）构成了一个二维动力系统，令 $\frac{dx}{dt} = 0$，$\frac{dy}{dt} = 0$ 可得该二维动力系统的 5 个局部均衡点，分别为 O（0，0）、A（0，1）、B（1，0）、C（1，1）和鞍点 D（x_D, y_D）。其中，

$$x_D = \frac{\theta_e P_e - C_e}{(\gamma_e - \eta_e + \theta_e)P_e}, \quad y_D = \frac{\theta_d P_d - C_d}{(\gamma_d - \eta_d + \theta_d)P_d}$$

6.2.2.3　均衡点的稳定性分析

以上得出的 5 个系统均衡点不一定是系统的稳定点，因此，需要讨论其稳定性。根据 Friedman 提出的方法，首先求出该二维动力系统的雅可比矩阵（J），再将均衡点代入求得矩阵 J 的 trJ 和 detJ，若 trJ < 0 且 detJ > 0，则该均衡点具有稳定性，即演化稳定策略（ESS）。

式（4）和式（5）构成的二维动力系统的雅可比矩阵为：

$$J = \begin{pmatrix} \dfrac{\partial \dot{x}}{\partial x} & \dfrac{\partial \dot{x}}{\partial y} \\ \dfrac{\partial \dot{y}}{\partial x} & \dfrac{\partial \dot{y}}{\partial y} \end{pmatrix} = \begin{pmatrix} a_{11} & a_{12} \\ a_{21} & a_{22} \end{pmatrix} \tag{6}$$

式中:

$$a_{11} = (1 - 2x)\{\theta_d P_d - C_d - y[(\gamma_d - \eta_d + \theta_d)P_d]\},$$

$$a_{12} = x(x - 1)[(\gamma_d - \eta_d + \theta_d)P_d],$$

$$a_{21} = y(y - 1)[(\gamma_e - \eta_e + \theta_e)P_e]$$

$$a_{22} = (1 - 2y)\{\theta_e P_e - C_e - x[(\gamma_e - \eta_e + \theta_e)P_e]\}$$

结合理论假设和现实情况,以下将分 3 种情况分析均衡点的稳定性:

情况一:餐饮 O2O 企业采取高级预防策略或物流配送团队采取高级保障策略获得的收益小于基本收益,即 $(1 + \theta_d)P_d - C_d < P_d$ 且 $(1 + \theta_e)P_e - C_e < P_e$,亦即 $\theta_d < \dfrac{C_d}{P_d}$ 且 $\theta_e < \dfrac{C_e}{P_e}$。

情况二:餐饮 O2O 企业采取高级预防策略或物流配送团队采取高级保障策略获得的收益大于基本收益,但协同收益小于溢出收益,即 $(1 + \theta_d)P_d - C_d > P_d$ 且 $(1 + \theta_e)P_e - C_e > P_e$,亦即 $\theta_d > \dfrac{C_d}{P_d}$ 且 $\theta_e > \dfrac{C_e}{P_e}$,同时有 $(1 + \eta_d)P_d - C_d < (1 + \gamma_d)P_d$ 且 $(1 + \eta_e)P_e - C_e < (1 + \gamma_e)P_e$,亦即 $\eta_d < \dfrac{C_d}{P_d} + \gamma_d$ 且 $\eta_e < \dfrac{C_e}{P_e} + \gamma_e$。

情况三:餐饮 O2O 企业采取高级预防策略且物流配送团队采取高级保障策略的协同收益大于溢出收益。即 $(1 + \eta_d)P_d - C_d > (1 + \gamma_d)P_d$ 且 $(1 + \eta_e)P_e - C_e > (1 + \gamma_e)P_e$,亦即 $\eta_d > \dfrac{C_d}{P_d} + \gamma_d$ 且 $\eta_e > \dfrac{C_e}{P_e} + \gamma_e$。

将以上 5 个均衡点代入雅可比矩阵 J 的 trJ 和 detJ 中,判断其值的正负性,以确定稳定点,即演化稳定策略。3 种情况下均衡点的稳定性分析结果如表 6 - 5 所示。

表 6 – 5　3 种情况下均衡点的稳定性分析结果

均衡点	情况一			情况二			情况三		
	trJ	detJ	稳定性	trJ	detJ	稳定性	trJ	detJ	稳定性
$(0, 0)$	–	+	ESS	+	+	不稳定点	+	+	不稳定点
$(0, 1)$		–	不稳定点	–	+	ESS		–	不稳定点
$(1, 0)$		–	不稳定点	–	+	ESS		–	不稳定点
$(1, 1)$	+	+	不稳定点	+	+	不稳定点	–	+	ESS
(x_D, y_D)	0		鞍点	0		鞍点	0		鞍点

6.2.2.4　演化稳定策略形成机理分析

由表 6 – 5 可知 3 种情况下餐饮 O2O 企业和物流配送团队食品安全控制演化稳定策略，以下将对这 3 种情况下的演化稳定策略形成机理进行分析和讨论。为便于分析，令 $\alpha_d = \dfrac{C_d}{P_d}$，$\alpha_e = \dfrac{C_e}{P_e}$，$\beta_d = \dfrac{C_d}{P_d} + \gamma_d$，$\beta_e = \dfrac{C_e}{P_e} + \gamma_e$。

（1）餐饮 O2O 企业采取高级预防策略或物流配送团队采取高级保障策略，所获得收益少于基本收益，即收益率满足 $\theta_d < \alpha_d$，$\theta_e < \alpha_e$ 条件，此时餐饮 O2O 企业将采取基本预防策略，物流配送团队将采取基本保障策略，即（0，0）是稳定点。这种情况的出现主要源于以下两方面：

一是餐饮 O2O 企业生产成本偏高与物流配送成本偏高。餐饮 O2O 企业房租在逐年增加，为提供良好规范的餐品加工制作环境，其在基础设施和人工成本上的投入逐年增多，且餐食原材料价格因新冠肺炎疫情等多种原因日渐提高，这些问题是导致餐饮 O2O 企业收益率低的深层原因。

此外，餐饮 O2O 企业食品安全控制标准仍在建立过程中，安全优质优价策略并未得到很好的实施，因此，餐饮 O2O 企业进行食品安全投入未能得到可观的回报，安全预防水平难以提升。

二是餐饮 O2O 企业加工制作规模化程度偏低。对于小规模餐饮 O2O 企业而言，基础设施及配套服务（如食品原料控制，食品贮存、加工、清洗消毒等设施设备以及分类包装）较为落后，加工制作过程中生产成本较高，收益却难以大幅提升。另外，物流同质化竞争日益加剧，配送人员的培训以及配送容器的定期清洗消毒增加了配送成本，削减了利润，餐饮

O2O 企业自建配送团队相较于众包配送团队与平台配送团队，其配送方式落后，餐品无法实现分类配送，且其服务主要对象为小规模餐饮 O2O 企业，为了降低配送成本，采取基本保障策略是优先选择。

（2）餐饮 O2O 企业采取高级预防策略或物流配送团队采取高级保障策略获得的收益大于基本收益，但协同收益小于溢出收益，即收益率 $\theta_d > \alpha_d$，$\theta_e > \alpha_e$ 且 $\eta_d < \beta_d$，$\eta_e < \beta_e$ 时，那么物流配送团队选择基本保障策略或餐饮 O2O 企业选择基本预防策略，即（1，0）和（0，1）是稳定点［见图 6 - 9（a）和图 6 - 9（b）］。对于稳定点（1，0）形成原因可解释为，标准化、规模化餐饮 O2O 企业数量有所增加，餐饮 O2O 企业整体素质提高，餐饮 O2O 食品安全控制水平大幅提升，此时，物流配送团队对餐饮 O2O 企业的信任程度不断增强，餐饮 O2O 配送环节食品安全控制链（乳品供应链）合作伙伴关系较为稳定。在这种背景下，餐饮 O2O 食品安全水平改善后的溢出效应明显，若物流配送团队进行安全协同控制的收益小于"搭便车"收益，那么餐饮 O2O 企业采取高级预防策略时，物流配送团队就会采取基本保障策略以保证餐饮 O2O 供给、稳定收益。

另外一种情况，就是（0，1）为稳定点。这种情况发生在物流配送市场集中度较高，众包配送团队与平台配送团队凭借其较高市场占有率而主导行业的发展，其对食品安全的严格把关带来了长远收益（品牌效应和顾客忠诚），同时，高级保障策略能够保证配送人员个人卫生，配送容器安全、无害、清洁，配送方式精准与高效，能够确保配送过程餐品不受污染，便于配送团队提升其配送效率，因此，采取高级保障策略能为其带来高收益率。

然而，安全优质的餐饮 O2O 主要源于大规模或中等规模的餐饮 O2O 企业，面对日益增加的市场需求，大规模和中等规模餐饮 O2O 企业的餐品供给还是远远不够的，因此，还需小规模餐饮 O2O 企业提供餐品，然后委托当地物流配送团队进行配送，小规模餐饮 O2O 企业与大规模及中等规模的餐饮 O2O 企业相比，其餐品价格不具有优势，而且资金周转较为困难，面对高昂的食品安全控制投入，餐饮 O2O 企业采取高级预防策略的动机和能力不足，而物流配送团队面对这样的食品安全现状和需求缺口，亦会配送基本预防水平下的餐饮 O2O 以实现规模效益。餐饮 O2O 企业凭借物流

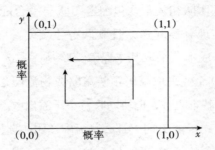

图 6-9（a）　　$\theta_d > \alpha_d, \theta_e > \alpha_e$ 且 $\eta_d < \beta_d, \eta_e < \beta_e$

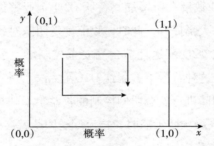

图 6-9（b）　　$\theta_d > \alpha_d, \theta_e > \alpha_e$ 且 $\eta_d < \beta_d, \eta_e < \beta_e$

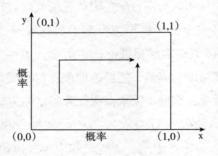

图 6-9（c）　　$\eta_d > \beta_d, \eta_e > \beta_e$

配送团队良好声誉和稳定的需求，享受优质配送渠道，稳定了收益，如果提高食品安全预防水平带来的收益小于"搭便车"的收益，那么餐饮O2O企业将选择基本预防策略，物流配送团队为维持信誉和市场占有率将采取高级保障策略。

（3）餐饮O2O企业和物流配送团队进行食品安全协同控制所得收益大于溢出收益，即收益率 $\eta_d > \beta_d$，$\eta_e > \beta_e$，餐饮O2O企业将采取高级预防策略，物流配送团队将采取高级保障策略，即（1，1）是稳定点[见图6-9（c）]。这种情况主要发生在餐饮O2O行业发展的成熟期，产业素质明显提升，餐饮O2O企业规模化水平较高、优质品牌增多，严格实施餐品原料控制，严格检查加工过程中待加工的食品及原料，定期维护食品贮存、加工、清洗消毒等设施设备，根据餐品类型分类包装餐品，用户对餐饮O2O企业食品安全认知提升，在餐品配送过程中，物流配送团队对配送人员、配送容器、配送方式等进行全面、精准与高效的保障，安全优质优价的市场环境趋于成熟，餐饮O2O配送环节食品安全链运作效率显著提高，餐饮O2O企业食品安全投入收益得到保障，物流配送团队竞争力提升，故餐饮O2O企业采取高级预防策略和物流配送团队采取高级保障策略时将产生协同效应，双方收益将大幅提升。

由上述分析可知，如果餐饮O2O企业采取高级预防策略或物流配送团队采取高级保障策略的收益率较低，那么双方均不会选择高级控制策略；如果餐饮O2O企业采取高级预防策略或物流配送团队采取高级保障策略的收益大于基本收益，但小于溢出收益，当餐饮O2O企业采取高级预防策略或物流配送团队采取高级保障策略时，另一方便会采取"搭便车"行为。即低收益率和高溢出率均会导致市场失灵，因此，需要餐饮O2O平台干预以弥补市场机制的缺陷，促使餐饮O2O企业和物流配送团队实施食品安全协同控制。

6.2.3 餐饮O2O平台干预下餐饮O2O配送环节食品安全控制的演化博弈分析

以上分析表明低收益率和高溢出率极易导致市场失灵，故需要餐饮O2O平台加以干预。本研究将餐饮O2O平台干预措施分为激励和惩罚两种，以下将分别讨论激励机制和惩罚机制作用下餐饮O2O企业和物流配送团队食品安全协同控制的实现条件。

6.2.3.1 激励机制下的食品安全控制博弈分析

第一种情况下，当餐饮 O2O 企业采取高级预防策略或物流配送团队采取高级保障策略的收益率较低时，即 $\theta_d < \alpha_d$，$\theta_e < \alpha_e$，餐饮 O2O 平台可以通过激励引导双方实施食品安全协同控制。假设餐饮 O2O 企业采取高级预防策略和物流配送团队采取高级保障策略时，餐饮 O2O 平台奖励额度分别为 S_d 和 S_e，则双方的收益矩阵如表 6 - 6 所示。

表 6 - 6　激励机制下餐饮 O2O 企业和物流配送团队食品安全控制博弈收益矩阵

餐饮 O2O 企业	物流配送团队	
	高级保障 y	基本保障 $(1 - y)$
高级预防 x	$(1 + \eta_d)P_d - C_d + S_d$, $(1 + \eta_e)P_e - C_e + S_e$	$(1 + \theta_d)P_d - C_d + S_d$, $(1 + \gamma_e)P_e$
基本预防 $(1 - x)$	$(1 + \gamma_d)P_d$, $(1 + \theta_e)P_e - C_e + S_e$	P_d, P_e

此时，系统的 Malthusian 方程为：

$$\dot{x} = \frac{dx}{dt} = x(1 - x)\{\theta_d P_d - C_d + S_d - y[(\gamma_d - \eta_d + \theta_d)P_d]\} \quad (7)$$

$$\dot{y} = \frac{dy}{dt} = y(1 - y)\{\theta_e P_e - C_e + S_e - x[(\gamma_e - \eta_e + \theta_e)P_e]\} \quad (8)$$

经前文分析可知，餐饮 O2O 企业是否采取高级预防策略和物流配送团队是否采取高级保障策略取决于收益率的高低，也就是说，只要餐饮 O2O 平台的奖励额度大于某一临界值，双方便会实施食品安全协同控制，即 $(1, 1)$ 是二维动力系统的 ESS。根据 Friedman 提出的方法，$(1, 1)$ 是二维动力系统，式 (7)、式 (8) 稳定点的必要条件为 trJ < 0，detJ > 0，即 $[(\gamma_d - \eta_d)P_d + C_d - S_d] + [(\gamma_e - \eta_e)P_e + C_e - S_e] < 0$ 且 $[(\gamma_d - \eta_d)P_d + C_d - S_d][(\gamma_e - \eta_e)P_e + C_e - S_e] > 0$，所以有 $[(\gamma_d - \eta_d)P_d + C_d - S_d] < 0$ 且 $[(\gamma_e - \eta_e)P_e + C_e - S_e] < 0$，所以有 $S_d > (\gamma_d - \eta_d)P_d + C_d$ 且 $S_e > (\gamma_e - \eta_e)P_e + C_e$，证毕。

据此可知，当餐饮 O2O 企业采取高级预防策略或物流配送团队采取高级保障策略的收益率较低时，餐饮 O2O 平台可通过激励机制引导双方的食品安全控制策略选择，并且餐饮 O2O 平台奖励额度必须大于溢出收益与协同收益的差额，方可化解"正外部性"与利益最大化的矛盾，这样的激励机制才是有效的。

6.2.3.2 惩罚机制下的食品安全控制博弈分析

第二种情况下，即餐饮O2O企业采取高级预防策略或物流配送团队采取高级保障策略收益大于基本收益，但另一方的协同收益小于溢出收益，物流配送团队或餐饮O2O企业具有"搭便车"的动机，于是市场失灵现象将会发生。此时，如果仍然采取奖励措施，对采取高级控制策略方给予奖励，那么被奖励者的收益有所增加，但仍小于溢出收益，此时，激励机制将是无效的；如果奖励额度较大，奖励后的收益大于溢出收益，那么双方将可能实现食品安全协同控制，但是这种调控措施增加了餐饮O2O平台经营负担，这时奖励机制的效率是低下的。因此，只能惩罚"搭便车"方，迫使其采取高级控制策略，假设餐饮O2O平台的惩罚额度分别为 F_d 和 F_e，双方食品安全控制博弈的收益矩阵如表6-7所示。

表6-7 惩罚机制下餐饮O2O企业和物流配送团队食品安全控制博弈收益矩阵

餐饮O2O企业	物流配送团队	
	高级保障 y	基本保障（$1-y$）
高级预防 x	$(1+\eta_d)P_d - C_d$, $(1+\eta_e)$ $P_e - C_e$	$(1+\theta_d)P_d - C_d$, $(1+\gamma_e)P_e - F_e$
基本预防（$1-x$）	$(1+\gamma_d)P_d - F_d$, $(1+\theta_e)$ $P_e - C_e$	P_d, P_e

此时，系统的 Malthusian 方程为：

$$\dot{x} = \frac{\mathrm{d}x}{\mathrm{d}t} = x(1-x)\{\theta_d P_d - C_d - y[(\gamma_d - \eta_d + \theta_d)P_d - F_d]\} \quad (9)$$

$$\dot{y} = \frac{\mathrm{d}y}{\mathrm{d}t} = y(1-y)\{\theta_e P_e - C_e - x[(\gamma_e - \eta_e + \theta_e)P_e - F_e]\} \quad (10)$$

同理可得，（1，1）为二维动力系统，式（9）、式（10）稳定点的必要条件是 $F_d > (\gamma_d - \eta_d)P_d + C_d$ 且 $F_e > (\gamma_e - \eta_e)P_e + C_e$。这就是说，当餐饮O2O企业或物流配送团队出现"搭便车"行为时，餐饮O2O食品安全难以保证，市场运行效率低下，此时，餐饮O2O平台对"搭便车"方进行惩罚，惩罚额度大于溢出收益与协同收益的差额时，"搭便车"便无利可图，那么，双方食品安全控制演化博弈的最终结果将是均采取高级控制策略。

6.2.4　主要结论与政策建议

餐饮O2O企业的食品安全预防水平和物流配送团队安全保障水平对于保障餐饮O2O配送环节食品安全至关重要。采用演化博弈模型分析了餐饮O2O配送环节食品安全链中餐饮O2O企业和物流配送团队食品安全协同控制机制，回答了市场失灵情况下食品安全协同控制的实现条件。

研究结果表明：餐饮O2O企业和物流配送团队的食品安全控制策略选择受单方采取高级控制策略时的收益率（θ）和溢出率（γ）以及同时采取高级控制策略时的协同收益率（η）的影响，随着收益率（θ）和溢出率（γ）以及协同收益率（η）取值的变化，餐饮O2O企业和物流配送团队的食品安全控制稳定策略依次是（0，0）、（0，1）、（1，0）和（1，1）。进一步的研究发现，餐饮O2O平台有效干预能够弥补市场机制的缺陷，餐饮O2O平台的适度奖励能够帮助餐饮O2O企业和物流配送团队走出"低安全陷阱"，餐饮O2O平台的高额惩罚能够避免"搭便车"现象的发生，进而促使双方共同保障餐饮O2O配送环节食品安全。具体而言，当收益率（θ）较低时，餐饮O2O企业和物流配送团队采取高级控制策略的收益低于基本收益，此时，（0，0）为食品安全控制稳定策略，餐饮O2O平台应给予采取高级控制策略方足够的奖励以优化双方的食品安全控制策略选择；当收益率（θ）提高，但溢出率（γ）也增加时，（0，1）和（1，0）为食品安全控制稳定策略，餐饮O2O平台应加大惩罚力度迫使双方进行食品安全协同控制。

6.3　基于区块链的协同控制机制

6.3.1　区块链技术应用在餐饮 O2O 配送环节食品安全协同控制的可行性

数字经济时代，互联网技术的快速发展和电子商务模式的不断演进，为传统行业转型升级，实现高质量发展提供了重要契机。餐饮 O2O 则是传统餐饮行业借助互联网技术和电子商务营销模式实现行业自身转型升级的代表性模式。近年来，得益于居民消费模式转型升级和本地电子商务的快速发展，餐饮 O2O 的用户规模不断增长。第 51 次《中国互联网络发展状况统计报告》显示，截至 2022 年 12 月，我国网上外卖用户规模达 5.21 亿，占网民整体的 48.8%，伴随着用户规模和覆盖范围的不断扩展，餐饮 O2O 模式下的食品安全问题也备受关注。根据相关调查报告，食品安全问题是当前用户最为关心的问题。为加强对餐饮 O2O 等网络餐饮食品安全监管，2020 年 10 月，国家市场监督管理总局下发了《办法（2020 修订）》，该办法对于强化网络餐饮监管主体、提升网络餐饮食品安全性具有十分重要的意义。然而，实践中，我国餐饮 O2O 行业依然存在诸多安全隐患，主要体现为入驻商户生产经营不规范、食品安全难以保证，网络平台资质审核不严格、信息公示不全，政府监管力量不足，网络监管技术手段薄弱，配送员素质参差不齐、配送餐品包装简陋，配送工具难以标准化等问题。

区块链技术作为一种新型的信息技术，采用分布式存储结构，利用密码学、共识算法、智能合约等技术，在信息收集、流转的过程中可以实现信息的防篡改、防伪造和可追溯，进而促进数据在不同主体之间的有效共享，为保障食品安全提供了信息技术支撑。Feng Tian（2017）提出了一种基于 RFID 和区块链技术的农业食品供应链追溯系统，该系统可以有效防止追溯系统被操纵和标签被复制。Miguel Pincheira Caro（2018）、曾小青等（2018）建立了物联网与区块链相融合的食品安全溯源系统架构，设计了食品追溯流程，并采用联盟链模式和超级账本区块链开发平台，搭建了食品安全溯源原型系统，以有效实现农产品在流转过程中的信息无缝衔接。李明佳等（2019）基于区块链技术设计了包含物理层、通信层、数据库层、应用层的食品溯源体系架构，并对该系统的运行机制进行了分析，最后结合双汇"瘦肉精"案例验证了溯源系统的有效性。赵磊等（2020）基于区块链技术提出了生鲜食品移动追溯的新型理论架构，该构架以产品标签为最底层数据载体，通过移动自组网模式支持的实时写入追溯数据，通过智能合约实现追溯数据的复杂调用，最后通过跨链接口向平台提供风险补偿和大数据服务。Jing H（2018）等提出了基于区块链技术的农业种源系统，该技术考虑了众多利益相关者，指出用区块链来追踪农产品的种源，不仅拓宽了应用领域，而且支持与农业生产相关的不同利益相关者之间建立一个可靠的社区。Tharun Mohan（2018）、Bettin – Diaz R（2018）研究了如何用区块链技术为食品供应链提供最大限度的信息追溯，创建了一个可以跨食品供应链实现的区块链模型，并描述了其实现的优点和局限性。Qijun L（2019）等提出了一种基于区块链和 EPC 信息服务的食品安全追溯系统，并构建和介绍了相应的原型系统。Reshma 等（2018）、Daniel 等（2020）分别介绍了沃尔玛以及美国中西部一家公司借助区块链技术实现猪肉、杞果以及鸡蛋等食品溯源的具体案例，并指出基于区块链的食品溯源系统可以增加食品供应链的可追溯性和透明性，提升食品供应链的时效性，缩减食品追溯的时长，提高供应链管理的效率，减少食品召回、欺诈和产品损失风险。此外，研究人员还分析了如何借助区块链技术实现粮油、大米、大豆、猪肉等食品的信息溯源，并提出了相应的解决方案。但是，尚未有文献关注如何将区块链技术应用于餐饮 O2O 行业，以降低餐饮

O2O 行业的食品安全风险。同时，现有研究主要关注如何借助区块链技术提升食品在生产、流通等环节中的信息可追溯性和信息透明性，在如何构建基于区块链的涵盖多利益主体的食品安全协同控制机制方面研究不充分。

本研究以分析当前我国餐饮 O2O 基本业务流程以及餐饮 O2O 行业食品安全控制中存在的不足为基础，提出以区块链作为底层基础设施，融合 5G 通信、物联网、云计算、人工智能等新型信息技术的餐饮 O2O 食品多方安全协同控制机制，并具体介绍餐饮 O2O 食品安全控制系统的架构以及建立在数据交互与数据隐私保护基础上的食品控制机制。最后，结合餐饮 O2O 平台的业务实践给出该食品安全控制机制的应用实例。在研究过程中，本书将区块链技术作为底层支撑技术，以实现餐饮 O2O 行业运营数据在政府监管部门、网络平台以及商户之间的共享为中间目标，构筑多方协同的食品安全监管机制，为破解餐饮 O2O 行业的食品安全监管难题，保障人民群众"舌尖上的安全"提供了良好的解决思路，同时也有利于加快推进区块链技术与实体经济的融合。

6.3.2 餐饮 O2O 基本业务流程以及食品安全控制的不足之处

当前，餐饮 O2O 行业主要包括两种模式，即网上订餐和外卖到家模式。网上订餐模式下涉及的利益主体主要包括四类，即商户、消费者、政府监管部门以及餐饮 O2O 平台。该模式的业务流程及食品安全控制机制如图 6－10所示。外卖到家模式下涉及的利益相关主体除餐饮 O2O 企业、消费者、监管部门、餐饮 O2O 平台外，还涉及外卖配送人员。

如图 6－10、图 6－11 所示，在全社会高度重视食品安全问题的背景下，餐饮 O2O 行业的食品安全问题也得到了应有的重视，餐饮 O2O 行业的食品安全控制机制基本成型。然而，进一步分析不难发现，当前餐饮 O2O 行业食品安全保障机制依然存在以下不足。

第一，餐饮 O2O 行业的食品安全保障机制主要体现于事前控制和事后处置，事中控制在实践过程中落实不足。国务院以及国家市场监督管理总

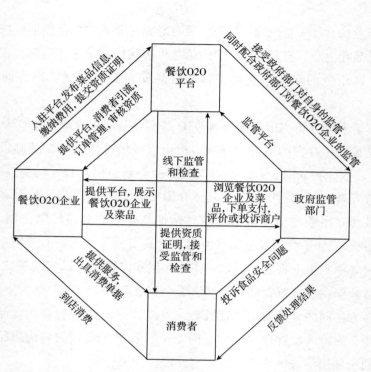

图6-10 网络订餐模式下的业务基本流程及食品安全控制机制

局颁布的相关法律、法规对餐饮 O2O 企业以及餐饮 O2O 平台开展网络餐饮经营的资质、经营条件进行了明确的规定，基本实现了对 O2O 等网络餐饮行业食品安全的事前控制。同时，相关法律法规也明确了对网络餐饮经营主体违法行为的处罚措施，使得网络餐饮食品安全事件事前控制以及事后处置"有法可依"。但餐饮 O2O 行业食品安全的事中控制手段及实践落实却略显不足。2018 年 4 月，国家市场监督管理总局颁布了《餐饮服务明厨亮灶工作的指导意见》，鼓励网络餐饮服务商采用视频方式将餐饮食品制作过程展示到网络餐饮服务平台，以强化网络餐饮食品安全的事中控制。然而，在实践过程中"明厨亮灶"，一方面可能导致餐饮企业秘方或烹饪技术泄露；另一方面，大量视频数据上传网络餐饮平台加重了其数据存储压力，导致该项法规在实践中推进困难，进而导致网络餐饮食品安全事中控制落实不力。

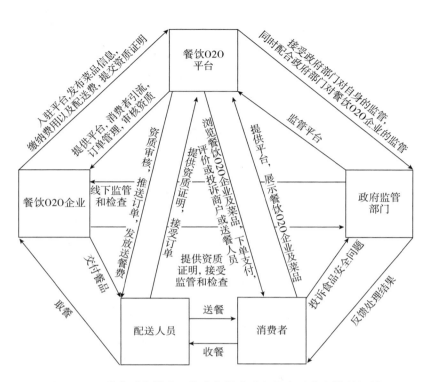

图 6-11 外卖到家模式下的业务基本流程及食品安全控制机制

第二，餐饮 O2O 行业食品安全信息在不同主体之间存在"数据壁垒"，网络餐饮平台实质上成为"超级数据节点"，网络餐饮平台的"单点失效"或者"单点作恶"，对于保证网络餐饮食品产生极大的负面影响。国家市场监督管理总局发布的《办法（2020 修订）》规定，"网络餐饮服务第三方平台提供者应当对入网餐饮服务提供者的食品经营许可证进行审查""入网餐饮服务提供者应当在网上公示菜品名称和主要原料名称"。这些规定，一方面，有利于压实网络餐饮平台的食品安全责任；另一方面，则赋予了网络餐饮平台较大权限，一旦网络餐饮平台在资质审核过程中把关不严，则将大大增加网络餐饮食品安全的风险隐患。同时，网络餐饮平台也在一定程度上扮演了入网餐饮企业与政府监管部门之间的"信息中继节点"的角色，增加了政府监管部门与入网餐饮企业的信息不对称性。此外，现阶段网络餐饮的业务流程也使得网络餐饮平台可以获取大量的餐饮商户订单数据和消费者消费数据，增加了商户和消费者信息泄露的风险。例如，近年来，出现的网络餐饮平台员工泄露用户信息事件，极大地影响了用户对餐饮平台的信任，也从一定程度上增加了消费者对网络餐饮食品安全的信任危机。

6.3.3 基于区块链的餐饮 O2O 食品安全多方协同控制机制

针对现阶段我国餐饮 O2O 食品安全保障中存在的不足，本书提出以区块链技术作为底层支撑，并融合 5G 通信技术、物联网技术等新型信息技术的餐饮 O2O 食品安全控制系统，形成以该系统为支撑的餐饮 O2O 食品安全多方协同控制机制。此种控制机制，可以有效打破当前餐饮 O2O 食品安全控制机制中存在的"数据壁垒"与信息不对称，并完善和加强餐饮 O2O 食品安全的事中控制。

6.3.3.1 基于区块链的餐饮 O2O 食品安全控制系统架构

基于区块链的餐饮 O2O 食品安全控制系统整体架构如图 6–12 所示。该系统整体功能架构分为链上和链下两部分，链下部分包含物理信息采集层、网络通信层、链下数据存储层，链上部分则包含联盟链数据层、联盟链网络层、联盟链共识层、联盟链合约层、系统功能层、用户层。

物理信息采集层主要由摄像头、条码采集枪、物理环境传感器、智能穿戴设备、智能手机、无人机与智能机器人等物联网设备组成。该层主要用于收集从加工制作到物流配送等餐饮 O2O 全业务流程的客观数据。

网络通信层主要包含 5G 网络、无线路由网络、宽带网络、低功耗广域网、LoRA（远距离无线电）。该层主要用于实现物联设备的广泛联结，并为物联网设备数据传输提供信道。

链下数据存储层既包括传统结构化数据库（如 SQL 数据库、ACCESS 数据库、ORACLE 数据库等），也包括非结构化数据库（如 NoSQL 数据库、MongoDB 数据库、Hadoop 等）和云存储平台。该层用于存储餐饮 O2O 的基本业务数据，主要包括物联设备采集的客观信息、餐饮 O2O 入网企业基本信息和餐饮 O2O 订单信息。

餐饮 O2O 食品安全控制系统中，区块链采用联盟链的部署方式。联盟链的逻辑结构包括六个层次，即联盟链数据层、联盟链网络层、联盟链共识层、联盟链合约层、系统功能层和用户层。其中，联盟链数据层主要存储餐饮O2O业务数据哈希值、物联网设备状态信息、数字签名、机构代码、加密算法。联盟链网络层则采用端对端的数据传输网络。联盟链共识层中包含的共识机制主要有PBFT共识机制、Kafka共识机制、Solo共识机制。联盟链合约层包含的智能合约包括但不限于餐饮O2O入网商户资质认证与审核智能合约、调取餐饮O2O食品安全事件基础业务数据智能合约以及餐饮O2O食品信息溯源智能合约。

餐饮O2O食品安全控制系统所具有的功能除餐饮O2O食品安全控制以及餐饮O2O食品安全事件责任追查外，还可提供餐饮O2O食品溯源、入网餐饮企业资质认定与审核等功能。

餐饮O2O食品安全控制系统主要面向的用户为餐饮O2O平台、餐饮O2O入网企业、政府监管部门、餐饮O2O消费者、行业协会以及其他社会组织等。

链下数据存储层与链上数据存储层共同构成了餐饮O2O食品安全控制系统的数据存储层。相关调查报告显示，我国餐饮O2O行业每秒业务成交量超过500笔，而每笔业务订单从消费者下单到完成消费又会产生大量的原始数据，确保每笔订单原始数据的完整与健全，是完善餐饮O2O食品安全控制机制的重要基础。然而，当利用区块链存储相应的数据时，如果数据规模极大，直接上链存储所有原始数据会导致存储开销极大，且降低系统的性能。因此，借鉴已有文献解决思路，本研究采用链上与链下混合存储的数据存储方案，同时，相关数据以哈希键值对的格式进行存储。具体而言，链下数据库用以存储餐饮O2O食品安全控制各环节的原始基础数据，链上数据库则主要用于存储原始基础数据的哈希指针，其区块数据结构参见6.3.3.2中图6-14。

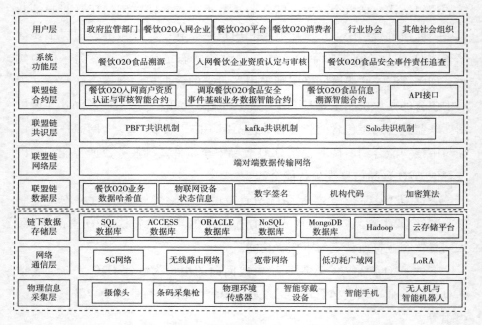

图6-12 餐饮O2O食品安全控制系统整体架构

6.3.3.2 基于区块链的餐饮O2O食品安全多方协同控制机制

餐饮O2O食品安全多方协同控制机制，以区块链的餐饮O2O食品安全控制系统实现餐饮O2O食品生产、配送等环节信息共享为基础，其主要参与者包括消费者、餐饮O2O平台、餐饮O2O企业、配送人员、政府监管部门、行业资质认证机构、食品供应商等。相关参与者的角色、职责参见表6-8。

表6-8 餐饮O2O食品安全控制中的角色、职责

市场主体	基于区块链的餐饮O2O食品安全控制机制中的角色	基于区块链的餐饮O2O食品安全控制中的职责
消费者	餐饮O2O食品安全保障对象，食品安全问题的反馈者	反馈餐饮O2O食品安全问题、提供餐饮O2O食品安全问题线索
餐饮O2O平台	国家食品安全法规落实者，食品安全信息提供者，商户资质审核者，平台内部食品安全维护者	落实国家食品安全的相关法规，审核商户资质，向政府监管部门提供食品安全控制基础信息，维护平台内食品安全

市场主体	基于区块链的餐饮 O2O 食品安全控制机制中的角色	基于区块链的餐饮 O2O 食品安全控制中的职责
餐饮 O2O 企业	国家食品安全法规落实者，食品安全控制机制主要监控对象，食品安全生产及制作提供者	提供食品生产制作的相关资质，接受政府部门及平台监管，向政府监管部门及平台提供食品生产及制作的基础信息，保障食品安全
配送人员	国家食品安全法规落实者，食品配送信息提供者	确保食品配送过程中的食品安全，提供食品配送过程中的基础数据
政府监管部门	餐饮 O2O 食品安全监管者	依据国家法律法规对餐饮 O2O 食品安全进行监管，提供监管过程中的执法数据
行业资质认证机构	商户及配送人员食品安全认定机构	依据行业规定及相关法律法规对商户及配送人员资质及行业等级进行认证，并分享相关数据
食品供应商	食品原材料安全保障者	提供食品原材料溯源信息，保障食品原材料安全

为清晰阐释基于区块链的餐饮O2O食品安全多方协同控制机制，本小节将结合餐饮 O2O 食品安全控制系统的业务运行机理加以介绍。如图 6 – 13 所示，基于区块链的餐饮O2O食品安全多方协同控制机制包括事前控制、事中控制和事后控制。

1. 事前控制

事前控制所包含的环节（见图 6 – 13 中的 ─→ 箭头）如下：

餐饮O2O商户向政府监管机构提交相关资料，并办理食品经营许可证。在此过程中，商户将相关数据存储于商户的本地数据库，政府监管部门则将餐饮 O2O 商户的食品经营许可证存储于本地数据库。

餐饮O2O平台向政府监管机构备案，并获得相应的资质。在此过程中，备案或者业务申请的信息及结果由餐饮 O2O 平台和政府监管机构分别存储于本地数据库。

餐饮O2O商户将其获得相关食品经营许可证、行业资质、等级认证信息，以及企业自身的经营信息（如菜品、经营地点）等信息报送至餐饮

O2O 平台，餐饮 O2O 平台则将商户的相关信息存储于本地数据库。

餐饮 O2O 商户以及餐饮配送人员向行业认证机构（如企业著名商标认证机构、职业健康认证机构）提交相关信息，以获取相应的行业认证。在此过程中，商户的认证信息由商户和行业认证机构分别存储于自身的数据库中。餐饮人员的行业认证信息则由餐饮 O2O 平台和行业认证机构分别存储于自身的数据库。

餐饮 O2O 商户向食品原材料供应商发出采购订单，并通过物联网设备等获取相应的物流信息。在此过程中，餐饮 O2O 商户将其采购的原材料订单，原材料物流信息以及仓储信息等存储于本地数据库。

2. 事中控制

事中控制所包含的环节（见图 6-13 中的黑色┄→箭头）如下：

消费者浏览餐饮 O2O 平台中展示的商户信息，并下单。餐饮 O2O 平台将消费下单信息记录到本地数据库。

餐饮 O2O 平台将消费者的订单发送给商户，并判断是否需要餐品配送。将需要配送的订单发送给配送人员或智能配送机器人。同时，餐饮 O2O 平台将相关信息记录于本地数据库。

餐饮 O2O 商户按照订单制作餐品，并将相关的制作流程通过监控视频的方式记录于本地数据库。

餐饮配送人员或配送机器人按照餐饮 O2O 平台的订单信息到餐饮 O2O 商户取餐，并将餐品配送至消费者手中。其间，物联网设备将实时感知餐品位置变化以及物理环境变化，并将数据上传至餐饮 O2O 平台本地数据库。

对于消费者直接到店消费的订单，由餐饮 O2O 商户将消费者在店消费过程采用监控视频的方式存储于本地数据库。

3. 事后控制

事后控制所包含的环节（参见图 6-13 中的- →箭头）如下：

消费者将食品安全问题反馈至餐饮平台、商户，餐饮 O2O 商户及平台通过调取相关数据等方式判断是否以及如何与消费者达成食品安全处置一致性意见。

政府监管部门根据消费者反馈的食品安全问题，或者按照相关法律规定对餐饮 O2O 平台及商户进行食品安全问题排查、抽查、处置，并通过手持式执法记录仪等物联网设备将相关执法全过程以及执法结果上传至本地数据库。

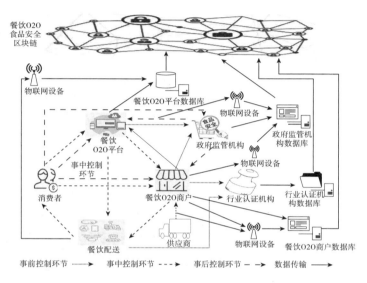

图 6 – 13　基于区块链的餐饮 O2O 食品安全控制系统运行机理

在餐饮 O2O 食品安全控制的各环节信息分别存储于餐饮 O2O 平台、商户、政府监管部门以及行业认证机构的本地数据库（链下数据存储层）之后，采用哈希密码算法，将分散于不同数据库的相关信息及其存储路径进行加密，进而形成相关数据的哈希指针，待通过餐饮 O2O 食品安全联盟链数据共识验证之后，存储于餐饮 O2O 食品安全联盟链中。此种数据存储机制下，餐饮 O2O 食品安全联盟链的区块链数据结构，见图6 – 14。由图 6 – 14 可知餐饮 O2O 安全联盟链的数据区块由区块头和区块体组成。区块头封装的数据包括前置区块哈希值、版本号、时间戳、Merkle 根。区块体封装的数据主要为餐饮 O2O 食品安全控制各环节原始基础数据和数据存储位置的哈希值。同时，区块体中的数据采用 Merkle

树的数据结构进行存储。

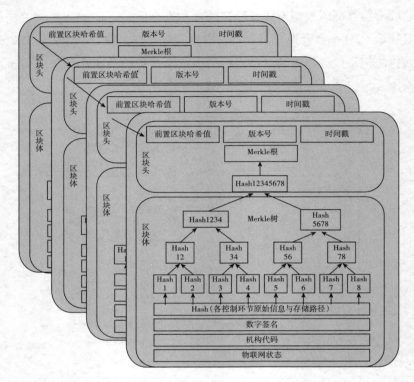

图 6-14　餐饮 O2O 食品安全联盟链的区块链数据结构

6.3.3.3　餐饮 O2O 食品安全多方协同控制机制实现过程

餐饮 O2O 食品安全控制系统以区块链技术作为底层支撑,以实现餐饮 O2O 食品安全信息的跨组织共享为中间目标,以实现相关利益主体多方协同参与,完善餐饮 O2O 全流程食品安全控制机制为最终目标。其多方协同控制机制的实现过程如下。

1. 事前控制实现过程

餐饮 O2O 食品安全协同控制机制的事前控制核心在于确保餐饮 O2O 企业、餐饮 O2O 平台以及送餐人员具备国家相关法律法规要求的资质,最大限度地降低商户和平台在餐饮业务资质以及入网审核中出现道德风险的概率。基于区块链的餐饮 O2O 食品安全系统事前控制实现过程见图 6-15。

如图 6－15 所示，事前控制实现过程包括链下控制和链上控制。在链下控制过程中，餐饮 O2O 企业分别向行业认证机构和政府监管部门提交资质认定和餐饮行业经营许可的相关申请。行业认证机构与政府监管部门对其提交的资料进行审核，并依据国家相关法规或行业标准判断餐饮 O2O 企业是否符合行业标准认定的条件或从事餐饮经营的条件。如果行业认证机构或政府监管部门判定餐饮 O2O 企业提交的相关材料不符合国家法律法规或者行业标准将驳回其申请。如果行业认证机构或政府监管部门判定餐饮 O2O 企业提交的相关材料符合国家法律法规或者行业标准则通过其申请，并颁发相应的资质证书或经营许可证，同时将餐饮 O2O 企业获得行业认证或餐饮行业经营许可证记录于本地数据库。在获取相应的资质后，餐饮 O2O 企业将向餐饮 O2O 平台提交加入平台的申请并提交行业认证以及餐饮行业经营许可证等证明材料。

链上控制过程中，餐饮 O2O 平台和政府监管部门以及行业认证机构之间可以实现对餐饮 O2O 企业的相关资质及行业认证信息的交叉验证。具体而言，餐饮平台在餐饮 O2O 食品安全联盟链中编写有关认证餐饮 O2O 商户的智能合约之后，由行业认证机构和政府监管机构运行相关智能合约，当行业认证机构节点与政府监管部门节点的运行结果与餐饮 O2O 平台的运行结果一致，则意味着餐饮 O2O 平台提供的商户信息可靠且为真，相关智能合约及结果将存储于餐饮 O2O 食品安全联盟链上。反之，则意味着餐饮 O2O 企业所提供的信息存在虚假情况，那么餐饮 O2O 平台将拒绝餐饮 O2O 商户的入网申请，并给予一定惩罚。

2. 事中与事后控制实现过程

基于区块链的餐饮 O2O 食品安全控制机制的事中控制与事后控制在实现过程中，以餐饮 O2O 食品生产、配送、消费等环节的信息可追溯为基础，其核心在于强化政府监管部门对餐饮 O2O 食品的监管，形成餐饮 O2O 行业的"穿透式"监管体系。因此，本书将在此小节结合餐饮 O2O 食品信息溯源实现过程，介绍基于区块链的餐饮 O2O 食品安全控制机制的事中控制与事后控制的实现过程。图 6－16 展示了基于区块链的餐饮 O2O 食品安全系统事中与事后控制的实现过程。

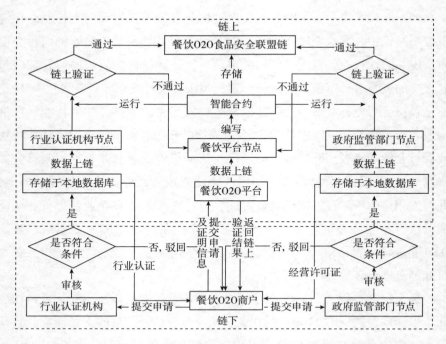

图 6 – 15　基于区块链的餐饮 O2O 食品安全系统事前控制实现过程

如图 6 – 16 所示，事前与事后控制实现过程包含链下控制和链上控制两个部分。链下控制主要为政府监管部门对餐饮 O2O 制作、配送等环节的线下现场检查。在线下检查过程中，政府监管部门根据国家相关法律法规对餐饮 O2O 商户的食品制作过程、配送包装等环节进行检查，并通过执法记录仪等智能穿戴设备将执法过程中的视频信息以及执法结果上传至政府监管部门本地数据库进行存储。同时，餐饮 O2O 商户将其食品制作过程的数据信息存储于本地数据库，并进一步对原始数据及存储路径进行哈希加密后，将相应的哈希指针上传至餐饮 O2O 平台的链上节点。餐饮 O2O 配送的相关信息则由餐饮 O2O 平台存储于本地数据库，并进一步对原始数据及存储路径进行哈希加密后，将相应的哈希指针上传至餐饮 O2O 平台的链上节点。

在链上控制过程中，政府监管部门通过编写智能合约，调用数据接口，获取餐饮 O2O 商户的本地数据库和餐饮 O2O 平台的本地数据库相关

信息，形成特定食品安全事件的证据链信息，并将其作为执法依据，完善
对餐饮 O2O 行业的监管。

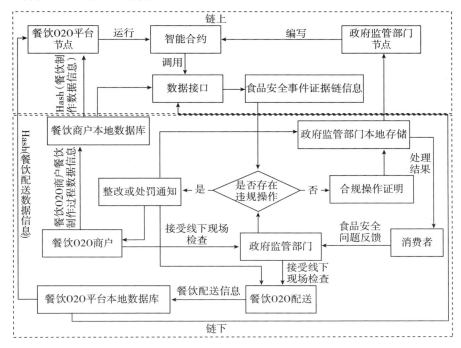

图 6 - 16　基于区块链的餐饮 O2O 食品安全系统事中与事后控制实现过程

6.3.4　结论

伴随着餐饮 O2O 用户规模的不断增加，餐饮 O2O 食品安全问题备受
关注。现有的餐饮 O2O 食品安全保障机制存在事中控制不足，事前控制缺
乏数据交叉验证，餐饮 O2O 食品安全信息存在"数据壁垒"等问题。针
对当前餐饮 O2O 食品安全保障机制中存在的问题，本研究提出了基于区块
链技术的餐饮 O2O 食品安全多方协同控制机制，并介绍了基于区块链的餐
饮 O2O 食品安全控制系统基本构架、运行机理以及基于此系统的餐饮 O2O
食品多方协同控制机制的实现过程。

本研究提出的基于区块链的餐饮 O2O 食品安全控制机制，其实现过程
中将区块链视为实现数据跨组织共享的基础设施，相关基础的原始数据并

未大量存储于区块链中，不仅有利于降低底层区块链的存储负担，提升运行效率，也有利于保护餐饮 O2O 商户的食品生产制作过程中涉及的隐私数据，进而有助于强化对餐饮 O2O 食品安全的事中控制。此外，以区块链作为数据分享的基础性设施，也有利于实现餐饮 O2O 平台与行业认证机构、政府监管部门之间对餐饮 O2O 商户及配送人员相关资质的交叉验证，进而有利于强化餐饮 O2O 食品安全的事前控制。基于区块链的餐饮 O2O 食品安全控制机制，将政府监管纳入餐饮 O2O 食品生产、配送的全业务链条中，可以有效降低餐饮 O2O 平台在食品安全责任落实中的机会主义行为和道德风险，为保证食品安全、完善食品监管提供了新的理论视角，对同类其他研究具有较强的参考价值和借鉴意义。

餐饮O2O配送环节食品安全保障方案与对策

　　餐饮 O2O 配送环节食品安全需要多元主体的协同控制机制和服务多维交互的动态控制机制等机制保障。政府监管部门、餐饮 O2O 平台、餐饮 O2O 企业、物流配送团队、媒体监管只有协同配合，才能保障餐饮 O2O 配送环节的食品安全。

7.1 餐饮O2O平台视角的食品安全保障方案与对策

餐饮O2O平台是餐饮O2O企业和消费者的连接渠道。餐饮O2O平台应从与政府监管部门建立信息共享体系、加强对餐饮O2O企业的审核控制、加大科技创新力度以完善物流配送系统、健全消费者维权路径等方面，保障餐饮O2O配送环节食品安全。

7.1.1 餐饮O2O平台应与政府监管部门建立信息共享体系

餐饮O2O各主体的协同治理可有效保证食品安全。谢康等学者指出在社会共治体制下，通过协同形成混合治理，能够实现食品供应链质量的有效协同，还可通过探讨第三方参与和政府监管的社会共治体系，形成基于食品供应链质量协同的多主体多中心社会治理模式。因此，餐饮O2O平台应与政府监管部门建立信息共享体系，及时掌握平台商家的各种信息，缓解信息不对称的情形并保障消费者的权益。

餐饮O2O平台和政府监管部门之间建立一套高效的信息共享体系，有助于打破信息壁垒，实现信息的互通共享。在餐饮O2O企业信息难以反馈到监管部门的问题上，充分发挥餐饮O2O平台大数据技术特点，收集平台上企业的信息并形成统一的数据库，将数据库与政府监管部门对接，实现信息的及时传输。在餐饮O2O平台没有完全与政府监管数据实现对接的背景下，可以增加技术投入，做好信息数据的安全管理工作，为数据的开放提供安全的环境。同时，可以参考地方经验，由政府监管部门建立共享数据平台，适当向餐饮O2O平台开放食品安全监管数据端口，如上海市监管部门向餐饮 O2O 平台开放了"餐饮服务食品安全监督量化等级"信息。此外，政府监管部门应当鼓励技术手段的运用，实现企业经营信息向消费者流通，保障消费者的知情权。

例如，美团为了确保消费者提出的投诉得到及时处理，提出先行赔付，建立政企联动食品安全问题处理绿色通道，确保消费者提出的投诉得到及时处理。美团点评集团不断完善消费者投诉举报处理机制，建立了与 12331、12315 等投诉热线相链接的"绿色通道"。针对食品安全类投诉，实行"先行赔付、限期结案"制度，对消费者可能遇到的菜品质量问题，进行了详细的分类并规范了赔付方式，目前平均结案时间为 3.2 小时，结案非常满意度为 93%。通过高效解决消费者的食品安全投诉问题，切实保障了消费者的权益。

7.1.2 餐饮 O2O 平台应加强对餐饮 O2O 企业的审核控制

7.1.2.1 严格审核企业资质

餐饮 O2O 平台对入驻的餐饮企业具有审查监督的权力，并对餐饮企业违反相关规定而出现的事故负有连带责任。为了从源头上确保餐饮 O2O 食品安全，最重要的是提高准入标准，并加强对网络餐饮服务单位的入网资格的检查。根据《食品安全法》的有关规定，进入平台的餐饮单位必须接受平台的资格审查和严格审查相关资格证书，并验证有关信息，以确保相关许可证和信息是真实有效的。网络平台还应让入驻餐饮企业用真实姓名注册，并对进入网络平台的餐饮企业经营范围、食品类别等经营者信息履行核实义务，监督其严格按照规定的范围进行经营。餐饮 O2O 平台需对入驻的餐饮企业的营业执照、经营项目、从业人员的有效健康证明、卫生状况和食物供应链来源等做详细备案，并对企业在平台上发布的信息一一核实，包括食品图片、食品添加剂情况、外卖生产地址和价格等。前期审核是餐饮企业进入餐饮 O2O 平台的第一关，平台运营方不仅需要对企业拍摄的门店、门头、大厅、后厨等照片进行核实，还需要通过技术手段对各类证件进行严格审核把关，有的甚至还需要进行"到店查看"，才能杜绝事实上的黑外卖行为，真正做到来源可查、去向可追、责任可究。餐饮 O2O

平台可适当提高餐饮企业的准入门槛。除此之外，平台对于企业提供的食品认证信息需要进行严格审核，保障其提供和展现给消费者的相关信息真实有效。一般而言，消费者基于对餐饮O2O平台的信任，自然地认为餐饮O2O企业展示的信息是真实有效的。餐饮O2O平台中餐饮企业众多，而平台为保证其审核速度则很难保证其审核的质量。因此，餐饮O2O平台需要优化其审核机制，保障相关信息的真实有效性，提升消费者对于餐饮O2O平台及餐饮O2O企业的信任程度。

7.1.2.2　设立有奖举报制度

餐饮O2O平台可以设立有奖举报制度。消费者一旦发现餐饮O2O企业存在违法行为，可以向餐饮O2O平台举报，如果查证属实，则给予举报人一定的奖励。同时，餐饮O2O平台应畅通投诉举报渠道，在平台醒目位置公布投诉举报电话、邮箱，做好消费者对线上外卖食品和餐饮企业举报等工作。有奖举报制度有利于提高消费者和企业监督网络食品安全的积极性，也有利于餐饮O2O平台和食品安全监管部门快速掌握违法企业信息，及时采取应对措施。

7.1.2.3　完善现有监管体系

餐饮O2O平台应不断强化、完善现有的监管体系，做好线上线下的监管工作，线上时时追踪和监督，线下不定期检查和监督。

餐饮O2O平台可以通过"入网审核、在网登记、退网跟踪"三个环节，保证平台餐饮企业信息真实可靠。餐饮O2O平台需根据相关的国家食品安全法律和法规清楚地告知线上餐饮企业需有相关经营许可证，在经营范围内运营。通过资格审查后，餐饮企业须支付与运营规模相对应的押金，才能被授权访问在线餐饮平台以开展商业活动。餐饮O2O平台对入驻的餐饮企业进行线上实时检查和监督，记录餐饮企业的营业执照、卫生情况、食品供应链信息源，以及平台上发布的食物照片、生产地址和价格信息等。入网后餐饮O2O平台还应对餐饮企业进行不定期查验，随时监督企业资质状况和经营行为，不让不法分子有可乘之机。餐饮O2O平台还应仔细地对餐饮企业经营许可证等资质证明进行线下实地检查和抽查，实时监督其行为。在"例行检查、定期抽查、专线排名"体系中，如发现餐饮企业存在问题，餐饮O2O平台将为其提供建议及纠正措施。餐饮O2O平台对于投诉次数达到一定数量的餐饮企业，强制其整改。逾期不改或者整改不合格的餐饮企业，餐饮O2O平台应责令其停业整顿或者予以处罚。

餐饮O2O平台应对餐饮企业信息严格把关，如将企业负责人和具体业务承办人信息、配送部门和员工的信息、办公室地址和联系方式等传达至政府监管部门。对于未通过资格审查的企业，平台应限制其进入；对于无法提供法律和有效资格的餐饮企业，平台应强制其退出。

餐饮O2O平台增加食品质量的信用等级考评，对餐饮企业的食品进行评定并打分，根据质量进行信用评级，对信用等级高的餐饮企业给予免检。餐饮O2O平台还可鼓励餐饮企业在平台上发布明厨亮灶照片或实时视频，使消费者能够直接、全面地看到网络餐饮加工情况。对于这类提供高质量和服务的餐饮企业给予较高的信用等级。

例如，为了确保在平台上展示的餐饮企业许可证真实有效，美团建立了天网系统——入网经营商户电子档案系统，以确保在美团各平台上的餐饮企业许可证是真实的。按照《食品安全法》《网络食品安全违法行为查处办法》的要求，美团点评集团开发建设了入网经营商户电子档案系统，已于2017年4月投入运行。这个系统会详细记录平台上每一家餐厅食品经营许可证的信息，包括经营者名称、许可证编号、经营场所、法定代表人、主体业态、经营项目、有效期等，还会记录与餐厅有关的各种监管信息以及消费者投诉信息。在将商家证照档案全部电子化的同时，还会对后续商家信息、消费者评价进行跟踪比对，用技术手段核实、确保平台商户信息的真实有效。通过"入网审核、在网登记、退网追踪"三个环节，对入网餐饮商户进行全生命周期管理，已经与北京、上海、厦门、深圳、金华、宁波等地的市场监管部门开展了数据共享对接，实现商户信息"登记"与"验真"的一步完成。在日常工作中依托天网系统严防增量问题，严管存量问题，严控问题反复；同时倡导行业建立违法失信商户黑名单制度，加入了北京市"网络订餐平台行业自律共建联盟"，将违法经营商户信息共享其他平台，实现"同清同查"，保证线上餐饮市场的规范。

7.1.3 餐饮 O2O 平台应加大科技创新力度以完善物流配送系统

餐饮 O2O 平台应加大配送方面的科技投入力度，引进大量的创新型技术人才，完善基本的物流配送体系，实现订单问题处理以及配送流程的智能化。在配送员配送过程中，对其接到的订单智能规划路线，根据顾客的基本距离以及标准送达时间等网络数据模拟估算、优化外卖配送路径，进行全方位导航，以语音自动拨号通知顾客取单，提升配送效率和配送满意度。

目前，餐饮配送规模最大的是平台配送。美团餐饮外卖平均配送速度是 30 分钟一单，这是目前市场上效率最高的外卖配送。其"超脑"即时配送系统能帮助配送员合理规划路径，分配订单，能用最短的时间将餐饮送到消费者手中，最大限度地保障了食品品质。"超脑"系统借助机器学习、运筹优化和物联网等关键技术手段，突破了复杂地理数据精准识别、千亿级骑手轨迹挖掘、城市级全局并行优化调度、毫秒级配送路径规划、骑手智能助手等关键技术难题，提出了创新性强、应用价值大的多项即时配送优化模型和算法，构建了完整、高效的即时配送整体技术体系，最终实现了即时配送全链路的精准感知、智能决策和高效执行，显著提升了配送效率和用户体验。该系统最突出的三大特色：一是智能规划，即时配送行业基础能力决定了配送效率的上限；二是智能调度，订单和运力实时匹配，不断提升配送效率；三是智能运营，骑手全生命周期数字化运营，不断提升运营效率和安全。这一项先进技术的应用使美团拥有了强大的分钟级配送网络，通过建立自己的数据库，缩短配送时间，提升运营效率和客户体验。2020 年在美团平台上获得收入的骑手超过 470 万人。

7.1.4 餐饮 O2O 平台应完善客户维权路径

7.1.4.1 重视消费者维权

餐饮 O2O 平台应重视消费者维权。现实中，一些餐饮 O2O 平台没有尽到对消费者的安全保障义务。网络餐饮消费维权问题主要集中在食品卫生安全、不正当竞争、套证或假证经营、订单配送问题、侵犯个人隐私、外卖员素质参差不齐、消费者维权举证难这 7 个方面。一些消费者抱怨，一旦出现食品安全问题，便会遭遇商家推诿、平台置若罔闻的现象，这让消费者再次陷入投诉无门的境地。网络餐饮食品维权面临着取证难、检测难、责任认定难的三大难题。证据的保存、烦琐的鉴定程序以及对商家和平台责任的认定等流程，让许多消费者望而却步。虽然网络餐饮食品安全问题的案例有很多，但真正进行起诉维权的少之又少，原因在于维权的实际操作流程很艰难。更重要的是，餐饮O2O平台没有重视客户维权，没有建立完善的消费者权益维护保障机制。

7.1.4.2　建立消费者维权保障机制

保护消费者权益是餐饮O2O平台健康发展的重要保障，必不可少。餐饮O2O平台应建立完善的消费者权益维护保障机制。餐饮O2O平台可采取措施降低消费者的举证难度，在餐饮O2O企业承受范围内做出最大赔偿，让消费者感受到维权的效果，从而提高其维权积极性。餐饮O2O平台应主动将消费者拉入食品安全的监督力量队伍。未来的健康消费市场的形成与发展需要餐饮O2O平台与消费者共同努力。餐饮O2O平台鼓励并奖励消费者敢于举报、积极举报，同时平台也要尽全力维护消费者的合法权益。在合作过程中，餐饮企业若有任何违法、违规或不正当的行为，餐饮O2O平台应采取严厉措施，违者必究。餐饮O2O平台应以客户为中心，严厉打击一切违规行为，尽全力调查核实，维护客户的正当权益，并及时向客户进行反馈。餐饮O2O平台还可以采取实名举报，对于客户所举报、提供的内容信息，必须严格保密，绝不泄露任何相关信息。

7.2 餐饮O2O企业视角的食品安全保障方案与对策

餐饮O2O企业作为食品安全保障的源头和最重要的环节，应充分利用5G、区块链、北斗导航等新兴技术以及实现餐饮全过程可视化等保障餐饮O2O配送环节食品安全。

7.2.1 餐饮O2O企业实现餐饮全过程可视化

在餐饮O2O配送环节，消费者最关心的就是餐饮O2O企业厨房中食品加工制作的安全卫生问题。餐饮O2O企业可根据自身实际情况，采取不同方式，开展明厨亮灶工作，实现后厨的透明开放，打造可视化厨房，使消费者能通过相应的位置、窗口、屏幕、平台观看到餐饮服务操作情况，及时了解食品安全管理状况，真正让食品加工操作过程"亮"起来，着力实现餐饮单位后厨"透明化"、餐饮操作加工"可视化"、食品安全监督"实时化"。让消费者吃得更放心，切实保障食品安全。

餐饮O2O企业可安装图像采集和视频传输设备，通过显示器，多画面、全方位、无死角地向消费者"晒"出后厨场景。消费者可通过显示屏观看"后厨直播"。从食材的清洗、切配、加工，到厨具的清洁、消毒，餐厅后厨的情况一览无余。透明厨房内大厨们有条不紊地忙碌，所有菜品都是在顾客眼前制作完成的。餐饮O2O企业实现"视频厨房"，消费者可以通过视频厨房实时查看餐饮企业的后厨操作情况，对餐饮企业进行监督，从而提高其餐饮品质和安全质量。

餐饮O2O企业还可以视频直播等方式，通过改造建设透明玻璃隔断墙或者隔断窗，使食品粗加工、切配、烹饪、餐厨废弃物管理等重点环节以及备餐、分餐场所等重点场所直观可视，保证食材健康、配送卫生，将厨房生产环节纳入公众监督。

2016 年，饿了么首次推出后厨直播餐厅模式。该模式一经推广，就有众多的消费者进行观看，很多消费者在观看的过程中，都为餐厅的后厨环境和开启直播的勇气叫好。在明厨亮灶放心餐厅活动中，在与饿了么合作的餐饮企业当中，安装了数万台 360 智能摄像机，通过这些摄像机的拍摄，将餐品制作的全过程展示在消费者眼前，使消费者更准确了解餐品的制作过程，从而对饿了么平台合作餐厅更加放心，在一定程度上推动了餐饮O2O 的发展。

7.2.2 餐饮O2O 企业应使用绿色/可回收包装，提升消费者环保意识

7.2.2.1 使用绿色的外卖包装

餐饮O2O 企业可使用绿色、低碳的包装材料，如甘蔗浆纸碗和餐盒，还可使用牛皮纸做成的汤杯、汉堡盒等，这些包装可支持冷热产品，密封性良好，符合食品安全要求；还可 100% 全降解、防水防油、无毒无味，在生产、加工、使用和回收环节都有利于环境保护。这些可降解材料废弃后，在一些自然条件下或者人工环境下，可以实现较快的分解，从而降低环境污染的风险，有利于环境资源保护以及可持续发展。

7.2.2.2 使用可回收的外卖包装

餐饮O2O 企业可使用重复利用的外卖包装。餐饮O2O 企业可将外卖餐具费转化为租用费，如果消费者使用过后将包装完整归还，那么只需承担运费以及清洗费用；如果消费者选择留下餐具，那么餐饮企业不会返还相应的租金。关于外卖包装的归还方式，消费者可通过餐饮O2O 平台预约归还时间，由平台工作人员取回，或者选择就近的归还点进行存放归还。通过正确的方式归还外卖包装，消费者还可在平台获得一定的奖励积分，可用于一定额度的金额替换，以此激发消费者的积极性。平台取回的餐具

送到回收站进行统一清洗消毒，并由政府监管部门监督回收站的清洗消毒工作，等待下次取出归还平台，再由平台散发给各餐饮企业进行再利用。建立回收站进行统一处理的目的一方面是便于集中管理和监督，另一方面是防止不法餐饮企业为了增加利润而使用未经清洗消毒或者消毒不合标准的外卖餐具，保证消费者的饮食安全。企业通过租金的模式提醒消费者手中的餐盒具有重要的环保价值，可提高消费者的环境意识，达到环保的目的，同时减少资源浪费。

外卖行业快速发展给环保带来的影响广受关注，美团外卖一直高度重视环保问题。2017年8月31日，美团外卖启动"青山计划"，致力于探索外卖行业环境保护问题的解决方案，从环保理念倡导、环保路径研究、科学闭环探索、环保公益推动四个方面推动外卖行业环保化进程。2021年3月10日起，美团App、美团外卖App正式上线"植树节选无需餐具，和任嘉伦一起种公益林"活动，用户通过点击App首页广告位进入活动页面，即可通过"签到""分享"和"下单选择无需餐具"三种动作获得"青山值"，积累的青山值可解锁任嘉伦环保倡议视频，并最终解锁一片专属公益林。通过此项活动，号召消费者一起自备餐具，助力绿色环保。美团外卖"青山计划"还联动平台青山公益商家一起展示了"植树"成绩单，并发起"无需餐具"倡议，倡导用户提升环保意识，为绿色生活添砖加瓦。

美团外卖与循环经济合作伙伴共同回收17840个用过的塑料餐盒，对其进行破碎清洗、再生造粒、注塑制造等，最终制成了1506块环保积木，每一块环保积木都由八个塑料餐盒再生制成。每一块积木表面都贴有一个二维码，消费者通过扫描二维码，即可看到这块环保积木的"再生档案"，如餐盒回收日期、再生重量、每一个制造环节等。环保积木不仅可以锻炼孩子的创造力、想象力，孩子们在玩耍的同时还可了解环保积木的来源、懂得环保的重要性。美团外卖"青山计划"以建设绿色包装供应链，为平台全部商家提供外卖包装可回收、可降解或可重复使用解决方案；联动产业上下游在全国20个以上省份建立常态化餐盒回收体系；促进1亿用户践行"无需餐具"等可持续消费行为为新的发展目标。

7.2.3　餐饮 O2O 企业应进行食品安全追溯管理

餐饮 O2O 企业是餐饮领域食品安全追溯的主要责任主体。餐饮 O2O 企业应对从采购原材料到提供食品的全过程进行监控，获取与食品安全相关的所有数据。餐饮 O2O 企业依法做好食品安全追溯的相关工作，既是法律法规和政府监管部门的要求，也是企业履行好主体责任，对消费者负责的良好表现，对企业做好自己的品牌、赢得大众口碑大有裨益。

餐饮 O2O 企业首先应加强对原材料提供者的监督，原材料提供者是餐饮 O2O 食品安全保证的第一环节，只有保证原材料提供者的安全管理，才能最大限度保障食品安全。原材料干净卫生是保证餐饮 O2O 食品安全的基础，对餐饮外卖供应商的原材料要做好追根溯源，掌握食材的来源和去向。

餐饮 O2O 企业对所生产加工的餐品进行追溯监督。在生产加工餐品后，在餐品包装上粘贴可追溯性标签，通过建立标签制度、召回制度、赔偿及处罚制度，对餐品供应链的各个环节进行有效标识，对餐品安全质量进行控制和追根溯源。运用条码技术、自动识别技术、无线网络技术等，餐饮 O2O 企业在生产制造、供应链各流程控点和时间点获取准确数据，从而掌握食材的整个生命周期，摆脱决策缺乏基础数据支持的困境，进而保障食品安全。一旦发生餐品质量安全问题，餐饮 O2O 企业可以利用食品安全追溯机制有效地追溯到餐品的源头，及时召回不合格餐品，将餐品安全问题的影响范围缩到最小、损失降到最低。餐饮 O2O 企业严格强化和落实食品安全从农田到餐桌的全程监管，实现重点品种监管全覆盖，重点环节监管全过程，重点领域监管全方位。消费者可以根据餐品包装上的防伪信息进入防伪追溯系统查询餐品的信息，包括餐品产地、出厂日期、批次、物流运输信息、仓储、零售信息等，可以实现餐品的实时物流信息动态查询。

7.2.4　餐饮 O2O 企业应构建良好的食品安全文化

食品安全文化是餐饮 O2O 企业健康食品安全体系不可或缺的一部分。

强大的食品安全文化，不仅有助于餐饮 O2O 企业的管理者和员工做出更大的承诺，更有助于降低食品安全风险。生产加工安全餐品是餐饮 O2O 企业必须坚守的最基本的道德底线和职业素养。餐饮 O2O 企业规范化生产不仅是企业兼顾社会责任的体现，更是企业对自身长远、健康发展的有力保障。餐饮 O2O 企业只有从长远利益出发，严守各项法律法规，才能在餐饮 O2O 行业持续发展。

餐饮 O2O 企业应自觉做到诚信自律，遵守相关法律法规。餐饮 O2O 企业应加强餐品生产过程中的质量安全控制，将餐品安全要求落实到餐品生产的每个环节、每道工序、每个岗位，强化企业责任，进一步提升企业主体意识。餐饮 O2O 企业应提高整体的食品安全文化标准，为食品安全文化营造良好的内部氛围，扩大消费者对高质量餐品的需求，从而促进食品安全文化的发展。餐饮 O2O 企业应考虑加强对员工的教育培训，提高人力资源质量，促进食品安全文化的传播与发展。同时，加强对员工的健康教育，保证餐品生产加工和餐品配送员工的身体健康。餐饮 O2O 企业应定期举办食品安全的相关会议，推选优秀的员工榜样，激发员工的学习热情，促进企业内部食品安全文化水平的提升。餐饮 O2O 企业还应建立一套切实可行的食品安全长效机制，促使企业安全文化稳步发展。

7.3　物流配送团队视角的食品安全保障方案与对策

餐饮 O2O 配送环节对食品新鲜度、安全性等起着至关重要的作用。物流配送速度、配送工具、配送人员等因素都会影响食品安全。餐饮 O2O 不是简单地打包配送餐品，而是根据餐品自身的特点和品牌特性，进行个性化配送，从食材的选择、包装材料的挑选、餐品制作到餐品配送，每个环节都与食品安全息息相关。

美团为确保在送餐过程中食物不被污染推出"天行系统"，即餐饮配送过程食品安全系统。为确保外卖配送过程中食品安全，美团点评集团抓住"保证温度、保证速度、保证小哥健康"等配送环节的关键点，构建送餐过程食品安全体系。如开发了"实时配送智能调度系统"，优化配送线路，确保按时送达；设计了双层冷热隔离保温的新型送餐箱，确保配送过程中食物温度；推行了严格的清洁消毒规范，以保证送餐箱和送餐员手部清洁。目前，新版送餐箱和清洁消毒操作规范等已在北京、上海、深圳等地使用，未来将在全国更大范围推广。

7.3.1　物流配送团队应采用现代化管理方式

7.3.1.1　物流配送团队应采用 PPTI 安全管理体系

物流配送团队应从 People（人）、Process（流程机制）、Technology（技术）、Insurance（保障）四个方面，构建配送安全管理体系，形成事前预防、事中处置、事后复盘反哺事前预防的安全管理闭环。在配送安全管理体系中，第一个"P"是以人为安全责任主体，让配送技能和交通安全意识成为配送员必备的职业素养;第二个"P"是不断完善的流程机制,确保事前、事中、事后"三抓三到位";"T"是发挥互联网技术优势,为配送员安全保驾护航;"I"是设置多重保险保障,让配送员安心送餐。同时,物流配送团队应重点加强食品安全预防工作,提升配送员安全意识和遵纪守法意识,从根源上减少事故、事件的发生。

餐饮 O2O 配送连接订单需求和运力供给。为保障配送安全,以及达到需求和供给的平衡,不仅要对线下运营商家、运营骑手进行合理配置,还要对线上的订单需求和运力供给做合理配置,实现配送效率最大化和配送成本最低。

7.3.1.2 物流配送团队可采用即时配送业务

物流配送团队可采用即时配送业务。最近几年,以外卖为依托,即时配送业务在全球范围内快速发展。我国外卖配送的典型代表有美团外卖、饿了么、滴滴外卖等,专注于即时配送服务的行业代表有闪送、UU跑腿、达达、点我达等。即时配送是一种配送时长 1 小时以内、平均配送时长约 30 分钟的快速配送业务。这种快速的配送时效,形成了用户、餐饮 O2O 企业、配送员和餐饮 O2O 平台互相交错的四元关系,能够更好地满足餐饮 O2O 用户的需求,提高餐饮 O2O 企业的单量,同时增加配送员的收入。

美团配送是美团旗下的即时物流平台,拥有强大的分钟级配送网络,能够提升超大规模配送网络的整体配送效率,改善用户体验,满足商户、消费者多重需求。目前,美团配送单日完成订单量突破 4000 万单,平均每单配送时间仅 30 分钟,已经连接起 630 万商家、4.6 亿消费者、近 400 万骑手和各类生态合作伙伴;建立了全国覆盖率最高、范围最广的即时配送网络。美团配送已覆盖全国 2800 个市县,拥有超万个配送站点;能够根据不同场景,为不同规模和不同业态的商家提供定制化的物流方案和全方位的高效配送服务。美团配送服务包括 30 分钟内完成配送的光速达、45 分钟内完成配送的飞速达、60 分钟内完成配送的快速达、120 分钟内完成配送的及时达以及集中备货、固定时间完成配送的集中送。

美团自主研发了"超脑"即时配送系统,借助机器学习、运筹优化和 IoT 等关键技术手段，突破了复杂地理数据精准识别、千亿级骑手轨迹挖掘、城市级全局并行优化调度、毫秒级配送路径规划和复杂环境下的骑手智能助手等关键难题，提出了创新性强、应用价值大的多项即时配送优化模型和算法，构建了完整、高效的即时配送整体技术体系，实现了即时配送全链路的精准感知、智能决策和高效执行。"超脑"即时配送系统可实现每小时路径规划高达 29 亿次，平均 0.55 毫秒为骑手规划 1 次路线，平均配送时长在 30 分钟以内。美团配送系统结构如图 7 - 1 所示。

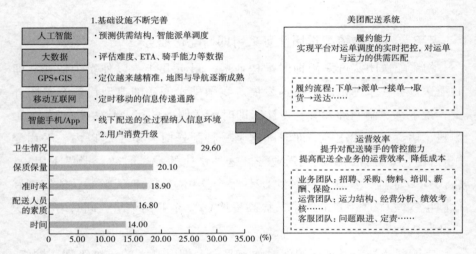

图 7 - 1　美团配送系统结构

7.3.1.3　物流配送团队可采用 LBS 平台

物流配送团队可采用 LBS 平台。LBS 平台深化了点线面空间能力，为配送调度、时间预估、定价等业务场景提供支撑，打造任务地图、路径规划、语音导航、热力图等产品。LBS 平台能够提供正确位置（用户/商户/骑手）以及两点之间正确的骑行路线。同时，多传感器提供室内定位、精细化场景刻画、骑手运动状态识别。LBS 平台架构如图 7 - 2 所示。

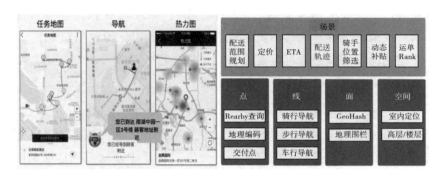

图 7-2 LBS 平台架构

7.3.2 物流配送团队应优化餐饮 O2O 配送工具

餐饮 O2O 配送过程中涉及多种类型的配送工具。每种工具都能够影响到食品安全。

7.3.2.1 物流配送团队可采用外卖配送箱消毒管理系统

外卖配送箱的安全成为餐饮 O2O 配送安全中不可或缺的一部分。针对外卖配送箱自动消毒问题，物流配送团队可采用外卖配送箱消毒管理系统。通过在配送箱上安装智能消毒芯片及消毒模块，使其定时自动完成消毒工作，实现对配送箱消毒状态及参数的实时数据采集和记录。该系统使配送箱的消毒透明化、简单化，让消费者安心、放心地享受餐饮。

通过外卖配送箱消毒管理系统的 App，可以将配送箱的情况是否符合标准公开化，也便于送餐人员管理配送箱的卫生，将配送工具规范化，对配送环节做出更严格的要求，保证安全问题。后台通过手机 App 端采集到的配送箱消毒数据，整合出配送箱在某个时间段的消毒频率，从而能更快地定位到任何一个消毒环节出现问题的配送箱。通过用户的评价，可确定配送箱的保温性、性价比、卫生性。通过送检站的检验表的数据统计，可以快速地让餐饮 O2O 平台定位到出现质量问题的配送箱。系统下位机能实现对外卖配送箱内数据的采集并送到上位机以及对外卖箱定时消毒，从而减少了外卖配送员的工作任务与餐饮 O2O 平台的管理成本，让消费者能够实时监督，更安心地享受餐饮。美团设计的智能配送餐箱，具有智能控温、紫外线消毒、智能锁具、安全警示灯等功能，以保障食品安全。

除定期消毒外，还需对配送箱中的餐品进行分类放置，在配送过程中避免影响食物口感，确保食品安全。

7.3.2.2 物流配送团队可采用保温、冷链技术

餐饮O2O配送过程中，物流配送团队可采用相关的保温、冷链技术设备来保障食品品质及安全。在"最后一公里"配送中，物流配送团队可采用冷链配送，通过保温箱等技术来实现。根据配送餐食类型，采用不同材质的保温箱，提供不同的保温性能以满足不同的配送需求。如京东不仅对保温箱进行了更新迭代，还针对冰激凌等产品定制专业保温箱。此外，各生鲜电商平台均在升级配送装备，进一步提升保温性能和回收率。一些企业根据生鲜农产品冷链物流不同的应用场景和用户习惯，开发出带有独特柱形结构的食品级蓄冷软包材"冰利膜"，助力食品冷链配送装备升级；一些企业开发出的冷链专用保温纸箱，不仅能够保证保温时效，还可以折叠及重复利用，更加绿色环保。

7.3.2.3 物流配送团队可采用智能配送工具

在开展外卖配送时，配送员可佩戴智能安全头盔，使用智能电动车等，以保证餐品配送过程中的人身安全和食品安全。如美团设计的配送工具包括智能安全头盔，它具有戴盔监测、语音头灯、安全尾灯等功能以保障配送员的安全，提升配送效率。新国标智能电动车，具有智能骑行模式、故障与安全监测等功能。多种配送工具的协调使用，能够保障食品安全。

7.3.3 物流配送团队应接受专业培训

在餐品从餐饮企业到达用户手中的过程中，餐饮O2O配送员是唯一接触餐品的人，需加强对配送员的培训，确保配送员自身的卫生健康和配送设备的安全性。

7.3.3.1 进行健康检查和食品安全知识培训

餐饮O2O配送员在正式上岗前应接受统一的培训，以提高餐品卫生和

安全水平。物流配送团队的每位配送员必须接受健康检查和食品安全知识培训，合格后方可上岗。配送员需认真学习有关法律法规和食品安全知识，掌握本岗位的卫生技术要求，养成良好的卫生习惯，严格卫生操作。在配送过程中，配送员必须持证上岗。将食用性餐品与非食用性餐品分类存放，杜绝放在一起进行配送，避免出现餐品污染串味等现象。定期清洗配送箱，严格执行每日配送箱清洗要求。在每日配送工作开始前，应按照严格的标准清洗配送箱，并用统一的消毒液消毒，确保配送箱干净无异味，不得面对餐品打喷嚏、咳嗽等，配送箱不得随意放置。

7.3.3.2 进行服务标准和服务礼仪培训

物流配送团队的每位配送员必须接受服务标准和服务礼仪培训，包括操作标准和形象标准、微笑服务、礼貌用语和道别感谢等培训。餐饮O2O配送员应穿戴统一的工服工帽，并保持整洁，头发要经常打理，注重个人形象。在配送过程中，配送员需注意自己的仪容仪表，使用礼貌用语。在入职之前要有岗位培训，培训后应有相关的考核机制。通过培训，提高配送员的职业素养和服务水平，提升现有服务质量。岗前培训也是行为规范的基础。必须针对配送员在配送过程中的基本行为规范进行岗前培训，更好地服务和保障餐饮O2O食品的卫生和安全。还可鼓励配送员参加由阿里巴巴集团颁发的"网约配送员"职业技能等级证书相关培训与考试。获得"网约配送员"职业技能等级认定初级证书的配送员，可享受当地政府培训补贴、积分落户加分和个人所得税专项抵扣等政策，同时获得更多的社会保障和权益保障，以及来自社会更多的肯定和尊重。

7.3.3.3 进行配送安全培训

配送安全不仅包含物流配送团队对于餐品安全的要求，还包括配送员在配送过程中自身的安全要素。很多配送员为了抢时间、抢单子以争取更多的收入，在配送过程中会出现各种不遵守交通规则的情况，危险驾驶电动车，不仅危害自身的安全，还会对道路上的行人与车辆造成安全威胁，影响道路交通正常运行。对此，物流配送团队应不断加强配送员安全配送意识培训，要求配送员在配送过程中配备安全防护装备，例如安全帽等，同时加强对配送员交通安全的监控，积极与交通部门合作，对于违反道路安全规定的行为进行处罚，还需要加强配送员特殊情况下的申诉与协助机制，例如遇到恶劣天气、无法联系用户、车辆出险状况等，增强与配送员之间的沟通，及时了解配送员的情况，减轻配送员配送时效的压力。平台还可以与金融机构合作，为配送员和消费者购买相应的保险，一旦出现了事故，还可以获得相应的赔付，既能够确保消费者与配送员的利益，又能够降低企业的经营风险。

为了维护外卖配送员的人身安全，美团外卖推出了包括专项培训、在线学习系统、安全装备、安全保险、督导强化机制在内的"五重安全保障"系统，不断推行安全理念，护航骑手的出行平安。

为了从根本上提高外卖配送员的交通安全意识，美团外卖为配送员提供交通安全专项培训，形式包括现场讲座、视频培训及 H5 页面等。强化配送员通过遵守交通规则、慢速行驶、注意道路行驶盲区等方式，避免大多数的行驶隐患和交通安全事故的发生。为了让配送员能实时回顾安全常识、将交通安全意识渗透到日常工作的一言一行，美团外卖专门研发了一套传递安全知识的"在线安全学习"系统。配送员入职后需要在 App 上通过"在线安全学习"系统学习交通安全知识与规定、服务标准、系统使用等知识，通过考试后才能"合格上岗"。为有效地保护配送员的人身安全、降低事故发生的概率，美团外卖为配送员配备了全套安全装备，包括头盔、配送箱、配送服、防晒服等，严格要求所有配送员时刻穿戴，并且严禁配送员手持食物或挂在车把上。此外，美团外卖还通过购买交通安全保险、设立督查团队等方式对配送员的出行安全进行全面保障。美团外卖的督查团队全职负责对全国各个城市配送员的培训与督导，推行奖惩等制度，把安全制度落到实处，还设立了"交通安全日"，通过微信、站点宣传栏、视频等多种传播渠道普及配送安全知识。

7.4 媒体视角的食品安全保障方案与对策

社会舆论对食品安全监管起到积极的促进作用。食品安全事件被媒体曝光期间，大众媒体的关注度越高，涉事企业的损失越大，即监督效果越明显。媒体可以对食品企业进行质量安全的宣传，宣传食品安全文化，增强消费者食品安全意识，让食品企业自觉增强食品安全的意识。同时对一些食品企业不安全行为进行报道，有效震慑一些存在侥幸心理的食品企业，使餐饮O2O企业时刻关注食品安全的重要性，提升餐饮企业的职业道德。

7.4.1 媒体应加强对餐饮O2O食品安全的宣传教育

作为政府与市场的沟通媒介，媒体应充分发挥社会监督的职能。通过举办食品安全政策知识培训班，打造食品安全宣传周，利用报纸、杂志等传统媒体及微博、微信等新媒体，做好食品安全政策的宣传解读工作。媒体应大力宣传餐饮O2O食品安全的相关知识，吸引消费者广泛参与，提升消费者对餐饮O2O食品安全事件的关注度，积极检举相关企业对餐饮O2O食品的不规范行为；引导消费者积极学习相关知识，提升应对餐饮O2O食品安全问题的能力。

媒体应与政府相关部门保持良好的联系，参加政府年度工作会议、年度工作报告等活动，进行互动参与和实时监督报道。还可以开设一些有关食品安全监管的特色节目，与消费者建立良好的沟通渠道，提升消费者的食品安全意识。媒体自身应恪守职业操守，以严谨、科学的态度和知识作为报道的依据，充分利用和依托互联网技术为消费者在食品安全监管中的角色转变提供路径与手段，为政府监管部门提供真实、及时、准确的信息，以进一步优化食品安全治理体系。

7.4.2 媒体应充分发挥对餐饮O2O行业的监督作用

政府需强化和落实食品安全从农田到餐桌的全程监管，实现重点品种监管全覆盖，重点环节监管全过程，重点领域监管全方位。作为媒体，应充分发挥对餐饮O2O行业中各参与主体的监督作用。在食品监管社会共治体系中，充分利用新媒体监管这把双刃剑，解决食品安全问题。政府应大力建设和发展新媒体，完善食品安全舆论监督机制，建立政府—媒体信息共享平台，充分发挥新媒体在监管中的优势，让其成为政府监管的有效补充和支持，提高媒体报道真实性，营造良好的舆论环境，积极采取措施激励媒体进行举报监督。

新媒体的出现使得每一位消费者都可成为信息发出端。相较于传统媒体而言，信息传播速度和影响范围增加了数倍。在这种外部环境下，餐饮O2O食品企业掺假被曝光、监管机构被问责的可能性大大增加，两者所受到的惩罚也将成倍增长。新媒体报道的真实性是影响其发挥作用的重要因素。新媒体报道的真实性较高，营造的舆论环境良好，可以有效约束餐饮O2O企业的掺假行为并督促政府尽职监管。提高新媒体报道的真实性是发挥新媒体积极作用的关键。当发生食品安全事件时，新媒体客观理性地进行报道会促使政府及企业的餐饮O2O食品安全措施趋于规范。食品事故信息的曝光和相关丑闻的揭发有利于反向监督餐饮O2O企业，从而保障餐饮O2O食品安全。在新媒体塑造的舆论环境下，餐饮O2O企业将采取更规范的食品安全措施。新媒体监管可以有效约束餐饮O2O企业的违法违规行为，同时督促政府尽职监管。

7.5 政府视角的食品安全保障方案与对策

7.5.1 完善餐饮O2O配送环节监管中的法律法规，加快餐饮O2O安全监管机制建设

2020年10月23日施行的《办法（2020修订）》、2021年4月29日修正的《食品安全法》及2021年4月2日修改的《网络食品安全违法行为查处办法》等法律法规虽已涉及网络餐饮服务食品安全监管，但没有细化监管职责，因此需尽快制定内容详细、覆盖全面、责任明确的网络餐饮服务食品安全监管细则。

7.5.1.1 将外卖封签纳入法律法规

2020年4月1日浙江省市场监督管理局发布并实施的《网络订餐配送操作规范》，倡导使用外卖封签，防止网络订餐食品外包装在配送过程中遭人为或者意外破坏。外卖封签的使用可以有效地保障配送过程中的食品安全，减少配送过程中出现食品安全问题。2021年3月，北京市市场监督管理局征求网络餐饮服务餐饮安全管理办法北京市地方标准拟立项的项目中，也提出将网络订餐配送操作规范化，倡导使用外卖封签。消费者可以直观地看到购买的食品是否在配送过程中遭到破坏，有利于保障食品安全，另外，在出现食品安全问题时也可以明确食品安全责任，有利于督促餐饮服务提供者进一步落实食品安全责任，提高食品安全意识。目前北京市已经在倡导推进外卖封签的使用，毫无疑问，外卖封签对改进北京市网络餐饮食品安全状况具有至关重要的作用。因此，应当尽快将外卖封签纳

入《网络餐饮服务餐饮食品安全管理规范》等法律文件，将倡导转变为强制规定，可以有效避免配送过程中出现食品安全问题，减少网络餐饮服务食品安全隐患。

7.5.1.2　将诚信经营纳入法律法规

网络餐饮交易的虚拟性给食品安全带来很大隐患。2019 年印发的《中共中央、国务院关于深化改革加强食品安全工作的意见》强调，建立全国统一的食品生产经营企业信用档案，将其纳入全国信用信息共享平台和国家企业信用信息公示系统，让违法失信者寸步难行。当前，食品安全信用监管的法治体系并不完善，应综合梳理整合不同部门制定的规划及法律法规内容，取消或修改不合理的条款或规定，对法律规定不明确和不充分的内容进行补充，努力形成完善的法治体系，为食品安全信用体系建设提供法治保障。北京市政府在制定相应法规时，应探索将建立诚信经营的机制写进法规，这对引导第三方平台和外卖商家守法经营等具有积极意义，有利于改善网络餐饮市场环境，促进行业自律，保障市场的平稳有序发展。同时，这对于政府部门开展工作也有着指导意义，政府部门可以据此建立诚信档案，设立信用排行榜，定期向社会公布不诚信行为，最终建立起全社会共同参与的诚信体制，保障网络餐饮行业的健康发展。

7.5.1.3　确立风险预防原则

当前，相关法律法规虽对网络餐饮经营主体和平台违法后的处理办法进行了界定，但这种事后监管的机制往往具有滞后性，无法做到预防，而网络餐饮行业发展迅速，仅仅依靠事后监管机制难以对网络餐饮食品安全形成全面保障。因此，应将风险预防原则写入地方性法规中，倒逼政府部门转变监管思路，将工作重心从事后监管转向事前预防，构筑风险预防体系。

7.5.2　建立统一的网络餐饮食品安全标准体系

除了通过出台地方性法规确保有法可依，政府还应建立统一的网络餐饮食品安全标准体系，以此作为规范平台商家行为的准绳。

7.5.2.1　严格规定餐饮商家使用的包装盒及一次性餐具的标准

政府应对餐饮O2O商家所使用的包装盒及一次性餐具的相关标准进行规定，要求商家使用符合安全标准且密封性良好的包装盒及餐具。同时，要求餐饮O2O商家在食品的外包装上加贴密封防拆标签，并注明食物原材料、配料和加工时间等信息，以降低信息不对称带来的问题。

7.5.2.2　完善配送环节的各项规定

政府应对配送环节的各项规定进行完善。应规定不论是自营配送还是由第三方配送，配送主体均需建立送餐登记制度，利用纸质台账或电子设备记录配送人员配送时间、送达时间、路线等信息，以便将来有据可查。同时，要求餐饮O2O配送员办理有效健康证明，并对健康状况做每日登记，确保配送员在身体健康的状况下进行配送。另外，还应规定送餐装备的安全使用标准，确保送餐装备密封性良好并进行每日消毒，禁止配送员使用不合格的送餐装备。

7.5.2.3　明确规定网络经营准入的标准

政府应明确规定网络经营准入的标准，在准入许可中发挥主导作用。政府应明确网络经营准入的标准，使准入许可的过程透明化、公开化。这样一来，政府相关执法人员在对申请网络经营的商家进行现场检查时就能参照依据，允许符合标准的商家入网经营，而对不符合标准的商家则提出具体的整改措施，只有当整改完毕符合规定后，政府才对其颁发允许网络经营的准入许可。

7.5.3　加强政府自身监管体系建设

加强政府自身监管体系建设是提升政府监管效能、完善网络餐饮食品监管的内在要求、加强政府监管能力的核心。面对互联网时代下飞速发展的网络餐饮行业，政府只有完善自身监管体系，才能对网络餐饮食品进行高效监管。政府应从优化职能设置、完善制度流程、完善抽检制度、完善宣传体系、加强队伍建设、加强配送监管六个方面进行监管体系建设。

7.5.3.1 优化网络餐饮食品监管职能设置

加强对网络餐饮行业的监管，专业的业务指导必不可少。对政府部门来说，网络餐饮的监管重点、监管难点和对互联网技术能力的要求与线下餐饮有显著差异。因此，政府应整合网络食品安全监管的相关职能，成立专业的网络食品监管科室，以加强对网络餐饮行业的监管。

第一，搭建网络餐饮经营者信息库。在互联网时代，占据信息优势地位将拥有监管的主动权。政府应建立起专业的网络餐饮经营信息库，内容不仅包含网络经营主体的各项资质信息，还应定期汇总经营者在固定时期的交易数据，以及消费者的各项反馈信息等内容，如对商家的评价或投诉举报。网络食品监管科室通过对这些信息进行梳理分析，可以获取网络餐饮市场中的大量数据，从而为执法监管人员提高效能和执法的精准性提供依据。同时，这为政府解决信息不对称，进一步深化监管打好了基础。

第二，加强网络食品调研和业务指导。由于网络餐饮模式新颖，流程众多，新成立的网络食品监管科室应加强对网络餐饮模式的调查研究，并具备一定的互联网技术能力。同时，还应对基层监管执法队伍进行专业指导培训，如开展集训、业务指导等，使执法监管人员熟悉网络餐饮订餐的流程和监管重点，提高其业务水平和技术能力，保障监管工作的高效运行。

第三，加强快速检测能力建设。网络餐饮订餐环节中，商家使用的包装盒、一次性餐具、送餐人员的配送装备已成为影响食品安全的重要因素。加强对网络订餐的快速检测能力建设是保障网络餐饮食品安全的必然要求。一方面，使用快速检验设备对餐具、送餐工具等进行不定期快速抽检，可以实现对网络餐饮商家的动态监管，提高检测水平；另一方面，对每次的检测结果进行汇总存档，建立网络餐饮经营主体的纵向数据，并与其他主体进行横向对比，可以直观地判断出商家的真实情况，提高量化评级的准确性。

第四，加强宣传培训工作。注重网络餐饮食品安全宣传进校园的活动，组织专业人员对学生群体进行培训，增强学生的法律意识和维权意识。同时也重视对网络餐饮商家、第三方配送方的宣传培训。例如通过举办讲座对商家进行普法教育，使其知道保障食品安全应注意的事项和禁止的事项，为加强普法宣传工作提供专业指导。

7.5.3.2 完善餐饮 O2O 商家入网经营许可审批机制

对餐饮 O2O 商家入网经营许可审批是保障餐饮市场食品安全的第一道门槛，这道门槛直接影响着网络餐饮市场环境的优劣。政府应充分发挥主导作用，完善网络餐饮商家入网经营许可审批机制，承担起第一道门槛的审核责任。

首先，增加网络经营许可审批项目。在食品经营许可申请表上增加网络经营项目，对申请网络经营的商家进行现场检查时，除了常规检查，还应参照网络经营标准检查商家是否具备网络餐饮服务的条件。例如检查是否使用符合标准的包装盒，是否有专人进行配送，是否建立了配送登记制度，是否对配送箱按时消毒，等等。对符合要求的商家在经营许可证上标注"允许网络经营"，对不符合标准的商家则要求其限期整改，整改合格后再颁发网络经营许可。

其次，要求第三方平台严格落实准入审查责任，严格按照政府颁发食品经营许可证的项目进行登记备案。对未标注"允许网络经营"的商家一律拒绝其入网申请，对政府允许入网经营的商家则按照许可经营范围开放相应的权限。例如，如果政府许可的经营业态中不包括凉菜销售，则第三方平台要严格禁止该商家线上销售凉菜的行为。同时，为避免第三方平台违规操作，政府要对平台进行监督检查。通过不定期要求平台提供商家数据，再与政府内部数据进行比对，检查餐饮 O2O 商家是否存在超范围经营的情况以及第三方平台有无严格落实审查责任。

完善餐饮 O2O 商家入网经营许可审批机制是政府发挥主导作用的具体体现，有利于提高打击线上违法行为的精准性、规范第三方平台严格落实自身审查责任，这符合精细化治理的要求，同时对于降低信息不对称、建立餐饮商家信息档案也有着积极作用。

7.5.3.3 推进落实"匿名抽检"制度

《网络食品安全违法行为查处办法》第二十五条、第二十六条规定，政府部门可以通过网络购买样品进行检验，对检验不合格的，政府可依法要求平台和经营者停止销售，这一规定意味着政府可以对网络餐饮进行"匿名抽检"。在以往的抽检过程中，政府和第三方抽检机构会实地进入被抽检单位进行样品的挑选，这无法从根本上避免商家提供的样品与平时销售的餐品不一致的情况。被抽检的样品无法保证是平时销售的餐品，影响了抽检餐品的真实性。而"匿名抽检"制度规定，政府可通过普通网购对商家进行抽检，这就使得商家无法区分这些订单是普通消费者购买的还是政府购买的，有效避免了"美化版"产品造成的抽检结果与实际不匹配的问题。需注意的是，《网络食品安全违法行为查处办法》第二十五条还规定，政府在进行"匿名购买"的同时，要详细记录抽检样品和购买样品人员的相关信息并留存相关票据，同时要采取拍照或录像的方式记录拆封过程。这就要求政府部门认真对待，按照规定要求进行抽检并保留证据，避免不法商家以网络虚拟性为借口拒绝承认抽检的真实性。

北京市政府应持续推进"匿名抽检"的制度建设，制定符合地方实际情况的详细措施。这项制度不仅可以有效应对网络餐饮市场虚拟性带来的问题，同时抽检的结果也更能反映市场真实的情况，更具代表性。同时，政府部门还能做到随时进行购买抽检而不必亲自到店取样，抽检方式更加灵活，有利于动态监管。

7.5.3.4 加强网络食品安全监管宣传体系建设

当前，消费者缺乏对网络餐饮食品协同监管的意识，也没有形成完整的网络餐饮食品安全知识体系。加强对消费者的普法宣传教育，引导培养消费者树立正确的消费观念是政府部门完善网络餐饮食品安全监管宣传体系的重要措施。政府应从以下方面加强网络食品安全监管宣传体系建设。

第一，加强对消费者的普法教育活动。一方面利用食品安全周活动普及网络餐饮食品安全知识，除了在人流密集的商场、车站、小区等地方进行食品安全知识普及，还应与学校深入合作，开展食品安全宣传进校园活动，利用课堂自习等时间由专业人员向学生进行宣传讲解，并结合实际案例告知学生点外卖时应注意的事项，强化学生食品安全知识，培养学生的法律意识和维权意识。同时，经常举办一些关于食品营养、安全健康、法律法规等知识的讲座，在讲座中对消费者和经营者宣传可以使用、不能使用的食品添加剂以及危害因素，使用国家明令禁止的食品添加剂需承担的法律责任等内容，加深社会公众对食品安全相关知识的了解。

第二，完善新媒体宣传渠道。北京市各辖区政府应建立微信公众平台、微博官方认证等新媒体信息发布平台，并将汇总的网络餐饮安全信息定期向社会公布。例如可在新媒体平台上将最新的网络食品安全法律法规、日常监管信息、食品安全标准、食品抽检报告等信息及时公开，培养消费者的协同监督意识。同时，还可以在新媒体平台上增设在线投诉举报功能，让消费者可以便捷地反映问题线索，拓宽消费者监督的渠道。

第三，完善信用评级公布制度。北京市各辖区监管部门应根据日常监督情况、抽检情况和投诉举报情况等，对网络餐饮O2O商家、第三方平台以及配送方等主体进行信用评级，并记录在诚信档案中，及时将这些信息向社会公布。社会公众可以直观地对各从业主体进行比对，从而远离不诚信经营者，提高了经营者的违法成本，同时也扩大了宣传效果。由于这些信息与公众生活密切相关，公众的接受程度更高，与被动式说教相比，宣传效果更深刻。

第四，加强推广绿色环保理念。北京市政府在宣传工作中应注重向社会公众推广绿色环保理念，倡导公众减少一次性餐具的使用。这不仅有利于减少因餐具卫生引起的食品安全问题，也有利于生态环境的保护。可从以下三个方面开展具体工作：第一，通过举办讲座、发放宣传册等措施引导消费者树立绿色环保理念，尽量不用或少用一次性餐具。第二，与第三方平台进行合作，对下单时选择"无需餐具"的消费者给予某种形式的积分或奖励，甚至可以查看相应排名，建立正向激励机制。第三，提倡餐饮O2O商家建立"有偿使用"制度，提高一次性餐具的使用成本，并将其作为综合考核量化评级的一项内容。

7.5.3.5　加强执法队伍建设

培养一批高素质的执法监管队伍是保障网络餐饮食品安全监管的基本要求。作为互联网时代下食品安全监管的主体力量，监管队伍不仅要有过硬的业务水平，还要有坚定的理想信念，面对网络经济大趋势，更要具备一定的网络信息技能。政府部门要定期开展法律法规、业务知识培训，不断更新完善监管队伍的知识结构，完善考核问责机制，发展一支素质高、能力强、结构优的专业网络食品安全监管队伍。

在思想建设方面，政府应通过讲座、讨论、谈话、集中学习等形式组织执法监管人员开展政治思想方面的学习，坚定监管人员理想信念，使其能够在复杂多变的网络食品安全监管工作中保持积极向上的态度，具备使命感。在能力建设方面，应注重培养监管队伍的业务能力和网络技术能力。一方面通过加强业务知识学习、集体参训等方式着重强化监管人员的网络食品安全专业知识；另一方面通过加强新技术的学习，提升监管人员网络监测技术、网络取证技术、监管平台应用、食品安全信息共享等网络信息技术能力，使监管人员的知识结构更加专业化、科学化、现代化、信息化。在干部选拔方面，应完善监管激励机制，完善考核制度。按照能者居上的原则，打破"只进不出、只上不下"的老旧思想，将绩效考核与干部职务升降进行挂钩，建立科学完善的绩效考核制度，坚决抵制懒政怠政、为官不为等行为，营造公平透明的干部竞争环境，给想干事、能干事的干部进取的机会，打造一个积极向上的工作氛围。另外，在问责制度建设方面，应强化纪检监察机关对监管人员的监督检查能力，查找监管人员在履职过程中有无违法违纪问题，确保网络食品安全监管过程的公正性，完善举报信箱、举报电话等投诉举报机制，畅通举报渠道，加强公众与媒体等外部监督力量，对网络食品安全监管中出现的玩忽职守、滥用职权等行为进行严肃追责，增强干部的责任意识和自律意识，做到防微杜渐。

7.5.3.6 加强对配送方的监督

配送方作为网络餐饮区别于传统餐饮的新设环节，目前在法律上还未出台详细具体的规定。北京市政府在执法监管时，可建立对配送方的统一检查标准，规范政府部门对配送方的监督检查，是避免餐饮食品在运输过程中受到二次污染、保障网络餐饮食品安全的重要举措。

首先，北京市政府应将配送人员纳入监管范围，北京市政府可出台相关政策要求第三方平台提供配送人员信息，并且要求这些配送人员提供有效健康证明，对未提供健康证明者禁止其从事餐饮配送行业的工作。对于自建配送体系的商家，政府应做好统计，并现场检查其有无专职配送人员，有无按时体检。同时，加强对餐饮配送人员的培训教育，提高其食品安全知识水平和相关法律法规知识水平，并要求配送人员严格遵守相关制度规定。其次，政府应出台细则规定配送装备的合格标准。当前市场上配送人员使用的装备各式各样，质量良莠不齐。政府应对配送交通工具、配送箱大小、密封性等装备性能做出详细规定，淘汰市场上的不合格产品，避免食品受到二次污染。另外，政府还应要求各配送方建立相应的配送登记制度，详细记录配送人员的姓名、配送时间、配送地点等相关信息，以便将来有据可查。

7.5.4 实施网络餐饮安全智慧监管

北京市政府应建立基于大数据分析的食品安全信息平台，推进大数据、云计算、物联网、人工智能、区块链等技术在食品安全监管领域的应用，实施智慧监管。

7.5.4.1 利用大数据技术推进食品安全监管机制建设

大数据技术是利用技术手段将所有数据信息化，并对这些数据进行加工，提炼出其中有价值的信息，对未来可能发生的事进行预测。在网络餐饮食品安全监管中，北京市政府利用大数据技术能够走出基层执法困境，即基层执法人员少导致监管不到位，而监管不到位使得食品安全问题增多，进而陷入基层执法人员人手不足的恶性循环。随着"互联网＋"时代的到来，北京市政府充分利用大数据技术，不仅能够实现常态化精准监管，而且对政府治理能力的提升也有着非常关键的作用。政府在推进餐饮O2O安全监管大数据平台建设的过程中，应注重以下方面。

第一，建立信息共享机制。北京市政府应与第三方平台建立信息共享机制，获取商家的信息、评论反馈及投诉举报等内容。政府利用大数据技术可以对这些数据进行实时处理。例如可以实现不间断采集网络餐饮商家的营业执照、食品经营许可证、店铺地址、经营品类、销售记录、消费者评论等信息，并自动与政府内部数据进行比对分析，筛选出无证营业、超范围经营等违法违规的行为。政府执法监管人员只需根据大数据筛选的结果就可以实现对违法商家的精准定位,做到精确打击、靶向治理,有效提高监管效率。

第二,推进风险预警机制建设。当前在网络餐饮食品安全监管的过程中侧重于事中监管和事后处罚,缺少事前预防环节,原因之一就在于监管执法队伍力量薄弱,基层监管人员精力有限,对数据的获得、分析和处理有着较大的局限性。而风险分析是一个综合性的工作,需要分析大量数据,仅靠监管人员的经验和局部分析难以准确完成。随着大数据技术的不断发展,北京市政府可以将海量的数据分析交给大数据平台,由大数据平台进行风险监测,对未来可能发生的问题做出预警,将食品风险遏制在源头。因风险预警机制的专业性和技术性较强,为了提高大数据风险预警的准确性,北京市政府在项目建设的过程中应注重以下两个方面:一是完善食品安全风险数据库,加强食品安全信用档案建设;二是注重与高校、科研院所的合作,充分发挥专业人才的作用,提高风险预警的准确性。

第三,出台配套规章制度,保障大数据平台正常运行。北京市政府在推进大数据平台建设的过程中,除了注重平台本身的建设,还应建立相关的配套规章制度。大数据平台处于数据处理的中心地位,稍有不慎就会产生泄露隐私的风险。因此,政府应注重对相关人员的培训、加强管理,完善大数据平台安全运行体系,最终促进网络食品安全监管能力的提升和政府治理体系的完善。

7.5.4.2 构建食品安全追溯系统,做好供应链的跟踪和溯源

食品安全追溯系统的建立需做好多种平台建设,做好供应链的跟踪和溯源。

第一,有效实施追溯系统多环节监控。在食品安全追溯系统中对多个环节实施监控是重点。追溯系统包含多个环节,这些环节贯穿餐饮O2O行业全链条,从原材料提供、餐饮生产加工到物流配送。在各个环节中建立子系统是追溯系统管理的重点要求,在整个系统中查询系统追溯反馈、预警处理监控预警系统投诉、反馈消费者管理、监控部门信息共享和平台建设都须纳入系统化的监控中。例如在餐品的系统监控中就要明确蔬菜的来源、农药的使用、蔬菜的采摘时间、蔬菜的运输时间、添加剂的使用、菜

品的制作时间、菜品的包装和运输时间，这些内容都要在整个链接中进行数据化调用，每次管理都要多环节之间的密切配合，将记录的相关数据信息上传到数据库，实施全链条信息记录。

第二，做好平台数据化管理。食品安全追溯系统实施的是数据库的信息化管理，这要求在平台建设中强化对新技术的应用，建立起信息数据库，对数据库实施网络远程监控，对数据做好跟踪和存储，及时做好相应信息的变更记录及标记。从农场到餐桌的整体过程都要纳入信息跟踪系统。还要构建起追溯解决方案系统，实现平台供应链的完全透明信息化管理，同时，要建立起质量监控预警系统，通过网络方式远程访问中心数据库，对各个环节的信息进行监测控制，实施安全质量评价，根据产生的各类预警信息进行有效防控，实现信息共享平台建设，突出餐品管理的数据化模式。

7.5.4.3 深入推进"互联网＋"明厨亮灶工程项目建设

明厨亮灶工程是指利用高清摄像头将商家后厨的加工制作情况实时展现在大屏幕上，消费者进店后能通过屏幕观察到后厨情况。该工程是降低信息不对称的有效手段。在互联网时代，借助网络直播技术将明厨亮灶工程接入互联网平台，监管人员或消费者不必亲自到店即能通过手机、电脑等智能终端设备在线实时查看商家后厨的切配、加工、消毒等全过程。这对提高政府的监管效率、保障消费者的知情权、促进网络餐饮行业的诚信自律等都有着重要意义。当前，北京市已对大部分大型餐饮商家完成了明厨亮灶工程建设，但很多中小型餐饮商家却还未进行"互联网＋"明厨亮灶工程建设，而且这部分中小型餐饮商家还是网络外卖商家的主要力量。因此，政府必须深入、持续推进该工程项目建设，提高线上监管的覆盖率。

第一，出台各项保障政策，倒逼商家接入工程。首先，北京市政府应出台相应的财政保障政策，对中小商家接入明厨亮灶工程进行补贴，降低商家负担，同时以文件的形式要求商家安装落实，并将完成建设的情况纳入对商家的考核评价体系中。其次，对新申请网络经营许可的商家进行现场检查时，将是否完成明厨亮灶工程建设作为检查内容的一项，对完成建设的商家再颁发网络经营许可，未完成的商家则要求其限期整改。最后，对已经取得网络经营许可的商家下达监督整改意见书，在意见书中明确要求餐饮O2O商家应尽快完成明厨亮灶工程建设并规定相应时限，以此倒逼商家接入工程。政府通过出台各项保障政策，有利于解决商家遇到的各项实际问题，从而持续推进明厨亮灶工程建设，提高线上监管的覆盖率，这对规范餐饮O2O商家的经营行为，提高监管效率有着重要意义。

第二，与第三方平台深入合作，提高工程实用性及易用性。由于当前明厨亮灶工程接入政府内部的溯源平台，消费者必须登录溯源系统才能查看商家的后厨情况。如果消费者在第三方平台订餐时想要查看商家情况，必须在两个平台间不断进行切换，这就造成了使用上的不便。北京市政府应本着以人为本的管理理念，发挥主导作用，主动与第三方平台开展合作，开放溯源平台的相关接口，链接到第三方平台的订餐App中。这样，消费者在第三方平台订餐时，无须切换平台就可以查看餐饮O2O商家的实时视频、店内环境等内容。这不仅降低了消费者的学习成本，提高了明厨亮灶工程的实用性和易用性，同时也有助于提升消费者信息获取的能力，发挥消费者协同监管的作用。

第三，扩展明厨亮灶工程监管范围，增加配送直播环节。当前，"互联网＋"明厨亮灶工程的直播范围仅限于商家的后厨、加工操作间。这虽然保障了加工制作过程中的食品安全，却无法涵盖配送环节的各种情况。北京市政府应探索扩展明厨亮灶工程的直播范围，在配送人员的头盔或送餐装备上安置摄像头并将其接入"互联网＋"明厨亮灶工程中。这样，消费者就可以实时查看配送人员的送餐过程。如果发生了食品安全质量问题，那么根据视频记录就可以迅速准确地判断出是哪个环节出现了问题，便于政府确定责任。

参考文献

［1］第 51 次中国互联网络发展状况统计报告［R］. 中国互联网络信息中心,2023：45.

［2］盖巧玥. 外卖塑料包装餐盒中双酚 A 迁移风险初探［J］. 现代预防医学,2020,47(15).

［3］冉文江,杨丽玲,曹一,等. 网络订餐配送 O2O 闭环模式探讨［J］. 江南大学学报(人文社会科学版),2016,15(2).

［4］靳鹏飞,闫秀霞. 餐饮外卖供应链食品安全影响因素研究［J］. 市场周刊,2021,34(2)：37 – 40.

［5］贾旭东,衡量. 基于"扎根精神"的中国本土管理理论构建范式初探［J］. 管理学报,2016,13(3)：336 – 346.

［6］贾旭东,衡量. 扎根理论的"丛林"、过往与进路［J］. 科研管理,2020,41(5)：151 – 163.

［7］任其亮,赵子玉. 基于扎根理论的网络约车服务质量影响因素研究［J］. 重庆交通大学学报(自然科学版),2019,38(2)：94 – 101.

［8］洪岚,尹相荣,张喜才. 基于负面评论的网络订餐平台食品安全现状研究［J］. 商业经济研究,2019(9)：92 – 95.

［9］双海军,田桂瑛,霍良. O2O 平台下外卖包装面临的问题及对策研究［J］. 包装工程,2018,39(19)：144 – 149.

［10］钟贤武,梁伯衡,张维蔚. 2017 年广州市网络外卖配送餐微生物污染状况［J］. 环境与职业医学,2020,37(1)：57 – 62.

［11］胡春华,孙思源,周新民,等. 演化博弈视角下网络订餐平台安全

监管研究[J]. 消费经济,2021,37(3):87.

[12]李超. 网络餐饮平台自我规制的保障机制研究[J/OL]. 大连理工大学学报(社会科学版):1－11[2022－01－09]. DOI:10. 19525/j. issn1008－407x. 2022. 01. 011.

[13]张锋. 网络食品安全治理机制完善研究[J]. 兰州学刊,2021(10):124－132.

[14]罗云波,吴广枫,张宁. 建立和完善中国食品安全保障体系的研究与思考[J]. 中国食品学报,2019,19(12):6－13.

[15]姚晓倩,王婧,董姣姣,等. 食品安全社会共治下网络餐饮的监管[J]. 食品安全导刊,2019(23):78－81.

[16]刘大维,费威. 食品质量安全的利益博弈与差异化决策——基于线上线下的比较研究[J]. 财经科学,2019(6):70－82.

[17]康智勇,关晓琳,杨浩雄. 网购食品安全协同治理体系探析[J]. 食品科学,2019,40(5):339－345.

[18]王可山,张丽彤,樊奇奇. 供应链视角下网购食品质量安全关键控制点研究[J]. 河北经贸大学学报,2018,39(6):87－94.

[19]纪杰. "互联网＋"食品模式、安全监管困境与策略研究[J]. 中国卫生政策研究,2018,11(5):28－32.

[20]王雪,顾成博. 跨境电子商务中食品安全治理[J]. 食品工业,2021,42(2):340－346.

[21]刘俊. 电子商务在农业经济发展中的应用研究[J]. 食品研究与开发,2020,41(18):230－231.

[22]郑堂明. 网购食用菌食品质量安全供应链控制措施[J]. 中国食用菌,2019,38(7):107－110.

[23]洪岚,潘建伟. 基于消费者负面评论的网购食品质量安全问题研究[J]. 商业经济研究,2018(14):90－93.

[24]魏高歌. 网络食品监督抽样工作现状及措施[J]. 现代食品,2020(8):147－149.

[25]周静峰,张小涛,朱菲,等. 网络食品经营监管存在问题及对策研

究[J]．安徽农业科学,2020,48(6)：238 - 239,242．

[26]国慧霄．网购食品安全问题的信号传递博弈分析[J]．环渤海经济瞭望,2020(3)：107 - 109．

[27]郑艳．浅析网络食品质量安全存在的问题及对策[J]．现代食品,2019(17)：109 - 112．

[28]崔珏婷．我国网络食品安全现状[J]．食品安全导刊,2019(24)：9 - 10．

[29]宫国强,赵立群,宫国华．网购食品安全监管问题探析[J]．食品安全导刊,2019(21)：24．

[30]张力．我国网购食品安全问题及监管对策[J]．农业工程,2018,8(12)：62 - 64．

[31]欧雅姿．网购食品安全监管的问题与建议[J]．现代食品,2018(13)：64 - 65．

[32]张艳,杨建辉．网购食品安全监管的问题与建议[J]．中国市场监管研究,2017(11)：24 - 26．

[33]乔秋珍．我国网购食品安全性的思考[J]．农业工程,2017,7(5)：83 - 85．

[34]蒲柯全．网购药品安全法律监管问题探析[J]．法制博览,2017(25)：263．

[35]陆安飞．网购食品安全监管的问题与建议[J]．医学与法学,2017,9(2)：60 - 63．

[36]袁小农．浅析在网络时代下食品安全面临的新困境及对策[J]．法制与社会,2017(9)：173 - 174．

[37]游雯茵,罗金勇．现阶段网络食品安全存在的问题及对策[J]．现代食品,2017(3)：45 - 47．

[38]于艳艳,明双喜．2016 年我国网购食品质量状况分析[J]．食品安全质量检测学报,2017,8(6)：2307 - 2311．

[39]张红霞．网购食品质量安全信号传递的博弈分析[J]．农业技术经济,2017(9)：116 - 123．

[40]田一博. 当前网络食品安全问题及对策[J]. 食品安全导刊,2017(3):31-32.

[41]武丽君,荣玲鱼. 关于网络食品安全问题的法律思考[J]. 法制与社会,2016(36):84-85.

[42]张妍,杨芸萁,花慧敏,等. 网购食品安全的法律问题研究[J]. 法制博览,2016(20):293.

[43]钟晓玲. 网络食品销售安全监管存在的问题及对策[J]. 山西广播电视大学学报,2016,21(2):75-78.

[44]胡一妮. 我国网购食品安全的问题及对策分析[J]. 商场现代化,2016(10):1.

[45]朱芳,牟华杰. 基于电子商务渠道的食品安全问题及对策研究[J]. 食品安全导刊,2016(3):53-54.

[46]董笑含,解媛媛. 加强网购餐饮食品卫生安全风险管理措施分析[J]. 食品安全导刊,2020(35):28-29.

[47]田嘉维. 绿色发展理念下我国网购食品安全监管制度的完善[J]. 文化学刊,2020(4):151-153.

[48]李进进. 外卖餐饮业的食品安全监管对策研究[J]. 食品安全导刊,2019(13):68-71.

[49]向俊. 网络食品安全的认知现状及监管措施[J]. 现代食品,2018(14):56-57.

[50]何煜. 网购食品安全现状分析与监管探究[J]. 食品安全导刊,2017(33):25.

[51]叶志美. 电商形势下的食品安全控制[J]. 现代食品,2017(1):43-45.

[52]刘平平,陈晨. 从网购角度浅谈《中华人民共和国食品安全法》[J]. 现代食品,2016(13):25-26.

[53]代丽. 网络食品经营监管仍需改进[J]. 首都食品与医药,2017,24(17):35-37.

[54]王霁平. 网售食品安全何以更好保障[J]. 中国报道,2017(8):

84 – 85.

[55]吉树海．构建食品安全法制保障协同发展机制［J］．人民检察，2016（18）：33 – 34.

[56]朱琍．网购食品安全法律责任制度与监管模式［J］．食品工业，2020，41（2）：213 – 216.

[57]陶清源．探讨网络食品经营存在的问题及监管对策［J］．食品安全导刊，2020（3）：16 – 17.

[58]刘毅，袁月华．谈加强网购餐饮食品卫生安全风险管理的必要性与对策［J］．现代食品，2019（1）：68 – 70，76.

[59]梁福政，许曜东，陈宝华，等．浅析网络食品经营存在的问题及监管对策［J］．中国卫生监督杂志，2017，24（1）：81 – 88.

[60]赵燕．依托"互联网 +"构建食品安全监管新模式［J］．经济研究导刊，2016（2）：114 – 116.

[61]王可山，苏昕．我国食品安全政策演进轨迹与特征观察［J］．改革，2018（2）：31 – 44.

[62]李美苓，张强，邹正兴．食品供应链企业社会责任的演化博弈分析［J］．运筹与管理，2017，26（8）：34 – 44.

[63]吴宇驹，邝智荣，徐耿达，等．指尖上的"舌尖安全"——基于珠三角地区网上订餐食品安全问题的调查分析［J］．食品安全导刊，2016（27）：69 – 72.

[64]胡颖菲．校园外卖食品安全问题及监管对策研究——以浙江衢州高校为例［J］．高校后勤研究，2019（3）：30 – 31.

[65]刘洁睿，雅楠，陈要南．"互联网 +"时代网购食品法律问题探析［J］．法制博览，2017（23）：123 – 124.

[66]段威．"互联网 +"视域下网购食品安全的风险防控——以天津市实践情况为例［J］．社科纵横，2018，33（7）：86 – 91.

[67]王梅文．网购食品安全监管策略［J］．管理观察，2016（31）：113 – 116，119.

[68]徐晓璇，刘磊．网购食品供应链的质量安全控制研究［J］．中国市

场,2018(8):178-179.

[69]刘秀清,刘泓.餐饮外卖O2O存在的安全隐患及防范[J].当代经济,2017(27):8-9.

[70]文晓巍,杨朝慧.食品企业质量安全风险控制行为的影响因素:以动机理论为视角[J].改革,2018(4):82-91.

[71]游佳.餐饮外卖平台配送模式研究[J].现代商业,2017(26):11-12.

[72]祝坤艳,杨艺,贾好朋."互联网+"校园网上订餐的现状和问题[J].现代营销(下旬刊),2020(2):151-152.

[73]张正柱.基于物联网的外卖配送箱消毒管理系统设计[J].绵阳师范学院学报,2019,38(11):72-76.

[74]郑海宇,李林.餐饮外卖行业的安全隐患及对策[J].物流工程与管理,2016,38(12):150,153-155.

[75]钟水青.论网络订餐服务业的职业道德建设[J].世纪桥,2019(3):84-86.

[76]王恩全,李鑫雨,刘雪薇,等.互联网时代保温自提柜在外卖配送行业的应用与展望[J].中国市场,2019(17):161-162.

[77]崔文超,何文会,白一兰.校园外卖配送的问题与解决策略[J].中国商论,2021(5):21-23.

[78]周云霞.生鲜电商"最后一公里"的配送模式分析[J].技术与市场,2020,27(11):133-135.

[79]吴文治,王维祎.外卖配送箱消毒标准首发[J].广西质量监督导报,2017(8):16-17.

[80]郑书渊.基于"互联网+"背景下电商物流"最后一公里"配送模式优化的探究[J].电子商务,2019(4):4-5.

[81]王楠一.O2O电子商务模式下高校外卖配送问题研究[J].电子商务,2020(3):95-96.

[82]王鑫.高校市场外卖平台配送方式的现状分析与建议[J].中国商论,2018(13):22-23.

［83］左丽丽,赵兴雷. 外卖企业配送模式的问题及提升策略探究——以美团为例［J/OL］. 经营与管理:1 - 11［2021 - 04 - 11］. https:// doi. org/ 10. 16517/j. cnki. Cn 12 - 1034/f. 20210310. 001.

［84］李慧茹. 外卖食品安全的应对措施［J］. 商业文化,2021(4): 132 - 133.

［85］师景双,袁超,杨振东,等. 网络餐饮服务食品安全问题及监管建议［J］. 食品工业,2020,41(11): 275 - 278.

［86］任倩倩. 即时配送(外卖)行业交通安全问题研究分析［J］. 中国储运,2020(11): 189 - 190.

［87］范蒙蒙,范继魏. "互联网 +"背景下外卖平台管理模式研究［J］. 产业与科技论坛,2020,19(21): 224 - 225.

［88］张嘉琪,徐智颖,唐景东. 外卖食品安全现状研究［J］. 现代食品, 2020(13): 141 - 143.

［89］沈平生. 外卖平台及时配送问题分析——基于安徽师范大学院江学院赭山校区［J］. 现代商贸工业,2020,41(14): 38 - 40.

［90］熊梦杰,王伟. 外卖行业骑手服务存在的问题及解决措施——以武汉市外卖行业骑手为例［J］. 智库时代,2020(5): 146 - 147.

［91］张西亚,耿世界. 绿色共享外卖包装模式应用分析［J］. 产业科技创新,2020,2(3): 23 - 24.

［92］笪静,于永梅. O2O 模式下三峡大学校园外卖配送现状及对策分析［J］. 物流技术与应用,2019,24(12): 170 - 172.

［93］李转,赵庚升,蒋美玲. 基于 O2O 模式的外卖配送问题与对策 ［J］.电子商务,2019(8): 1 - 2.

［94］龚心怡,苏燕欣,滕明宏,等. 当前外卖配送模式中的问题及对策分析［J］. 中国商论,2019(3): 32 - 33.

［95］乔停停,李会. O2O 模式下校园外卖配送问题研究——以安徽财经大学为例［J］. 现代商业,2018(12): 143 - 144.

［96］李哲璇. 外卖送餐衍生的法律问题研究［J］. 纳税,2017(30):165.

［97］胡梦婷. 基于 O2O 模式的餐饮外卖行业发展对策研究［J］. 知识

经济,2017(14):59-60.

[98]刘永胜,李晴.基于扎根理论的外卖食品安全影响因素及其作用机理研究[J].商业研究,2019(10):11-18.

[99]顾加慧,曹晓晓,刘轩源,等.基于解释结构模型的外卖质量影响因素的研究[J].科技经济导刊,2017(21):162-164.

[100]李研,王凯,李东进.商家危害食品安全行为的影响因素模型——基于网络论坛评论的扎根研究[J].经济与管理研究,2018,39(8):95-107.

[101]邹旭.食品安全规制效果及其影响因素分析[J].食品安全导刊,2020(36):35.

[102]梁朗.食品安全风险的交流框架和影响因素研究[J].河南农业大学学报,2020,54(3):543-550.

[103]杨芮.食品安全的影响因素与保障措施探讨[J].现代食品,2018(18):51-53.

[104]刘椽.食品安全问题的影响因素及解决策略[J].现代食品,2018(15):62-64,69.

[105]柯旭清.食品安全的影响因素和保障措施分析[J].现代食品,2018(8):79-81.

[106]毕笑地,章宇彬.食品安全问题的影响因素以及解决对策[J].特区经济,2018(2):139-140.

[107]罗燕妮.浅谈食品安全的影响因素与保障策略[J].科技经济导刊,2017(32):94.

[108]付余英.甘谷县粮食生产安全的影响因素分析[J].农业科技与信息,2017(11):32-33.

[109]邓建勇.浅谈目前我国食品质量安全的主要影响因素[J].黑龙江科技信息,2017(2):277.

[110]张雪倩.浅谈我国食品安全影响因素及产生原因[J].农业科技与信息,2016(13):33.

[111]张红霞,杨渊.对网购食品安全信号的认知及影响因素分析——基于网购食品消费者的调查数据[J].调研世界,2018(6):18-23.

[112]管舒瑶,裴一蕾,刘晓乐,等.餐饮O2O配送环节食品安全控制机制构建[J].价值工程,2019,38(1):62－64.

[113]张红霞.基于供应链的食品安全风险控制机制设计[J].湖北经济学院学报(人文社会科学版),2017,14(1):49－51.

[114]陈素云.风险控制与食品质量安全[J].财贸研究,2016,27(5):118－124,135.

[115]孙冬石,吴耕.基于演化博弈的线上易逝食品质量控制机制研究[J].物流工程与管理,2018,40(4):16－19.

[116]潘洁玲.食品行业内部控制机制的构建与完善[J].企业改革与管理,2018(5):21,41.

[117]裴爱田.酿造食品质量安全控制技术研究[J].食品安全导刊,2021(6):95－96.

[118]王兰兰,万旭刚,安迪,等.从市场监管角度探讨食用农产品风险控制和溯源体系建设[J].食品安全质量检测学报,2021,12(1):1－6.

[119]张铎.食品安全风险分析在食品质量管理中的应用研究[J].食品安全导刊,2020(22):60－61.

[120]莫展浩,陈心怡,杨晓仪,等.基于HACCP研究"区块链＋肉类"食品安全控制体系[J].现代食品,2020(14):160－161,164.

[121]张章.食品安全风险分析及其在食品质量管理中的应用[J].食品安全导刊,2020(18):49.

[122]邓煌博.食品安全管理体系在乳品质量控制中的应用[J].绿色环保建材,2020(6):243－244.

[123]郭珊.浅谈我国食品质量安全及控制体系[J].食品安全导刊,2019(21):36.

[124]姜浩.食品安全与质量控制体系的构建研究[J].食品安全导刊,2019(11):25.

[125]马芳琴.食品安全法控制下食用菌工厂化生产安全监管体系构建[J].中国食用菌,2019,38(2):20－22,26.

[126]耿建暖.餐饮业中HACCP食品安全控制体系的应用[J].江苏

调味副食品,2018(3):34-37.

[127]丁洪亮,杜春仙. 食品质量安全风险因素及措施研究[J]. 现代食品,2018(5):58-60.

[128]云树杰. 浅谈我国食品质量安全及控制体系[J]. 食品安全导刊,2017(33):17.

[129]陈康,王国泽. 食品安全控制体系HACCP在肉制品加工中的应用探讨[J]. 现代食品,2017(20):47-51.

[130]王志涛,苏春. 风险偏好、风险控制与食品安全质量:河南省的经验证据[J]. 广州大学学报(社会科学版),2017,16(6):53-60.

[131]朱绍华. ISO 22000食品安全体系在云南玫瑰大头菜中的危害分析及控制[J]. 中国调味品,2017,42(5):90-93.

[132]徐航. 互联网订餐食品安全监管模式[J]. 食品与机械,2019,35(11):233-236.

[133]王建华,王恒,孙俊. 基于订餐平台视角的食品安全监管策略[J]. 经济与管理,2020,34(3):79-85.

[134]杨庆懿,杨柳. 食品安全监管中多元主体协同治理机制分析[J]. 食品安全导刊,2018(34):58-59.

[135]刘刚. 食品安全视角下的食品供应链协同模式及机制[J]. 江苏农业科学,2015,43(10):581-584.

[136]翟雪华,杜兴兰. 协同治理视角下食品安全治理问题研究[J]. 食品安全质量检测学报,2019,10(14):4796-4802.

[137]李殊峰. 质量链协同视角下的食品安全控制与治理研究[J]. 食品安全导刊,2020(3):71.

[138]赵亮,卢山. 餐饮O2O发展关键影响因素的结构方程建模[J]. 财会月刊,2016(15):88-92.

[139]王三虎,贾娅玲. 网络餐饮平台食品安全管理的责任、挑战和对策[J]. 食品科学技术学报,2018,36(5):13-18.

[140]丁庆洋,朱建明. 区块链视角下的B2C电商平台产品信息追溯和防伪模型[J]. 中国流通经济,2017(12):41-49.

［141］曾小青,彭越,王琪．物联网＋区块链的食品安全追溯系统研究
［J］．食品与机械,2018,34(9)：106－111.

［142］李明佳,汪登,曾小珊,等．基于区块链的食品安全溯源体系设计
［J］．食品科学,2019,40(3):279－285.

［143］赵磊,毕新华,赵安妮．基于区块链的生鲜食品移动追溯平台框
架重构［J］．食品科学,2020,41(3)：314－321.

［144］董云峰,张新,许继平,等．基于区块链的粮油食品全供应链可信
追溯模型［J］．食品科学,2020,41(9)：30－36.

［145］许继平,孙鹏程,张新,等．基于区块链的粮油食品全供应链信息
安全管理原型系统［J］．农业机械学报,2020,51(2)：341－349.

［146］陶启,崔晓晖,赵思明,等．基于区块链技术的食品质量安全管理
系统及在大米溯源中的应用研究［J］．中国粮油学报,2018,33(12)：
102－110.

［147］陈飞,叶春明,陈涛．基于区块链的食品溯源系统设计［J/OL］.
计算机工程与应用：1－21［2021－01－07］．http：// kns．cnki．net/ kcms/
detail/ 11. 2127. TP. 20201029. 1201. 008. html.

［148］张志威,王国仁,徐建良,等．区块链的数据管理技术综述［J］.
软件学报,2020,31(9)：2903－2925.

［149］卢勇．无锡市梁溪区网络餐饮食品安全监管研究［D］．南京:南
京理工大学,2020.

［150］李妍琳．大连金州新区网络餐饮服务业食品安全监管研究［D］.
大连:大连理工大学,2016.

［151］李思佳,肖瑶．广州市高校本科生对网络订餐卫生安全的认知、
态度及行为调查［J］．医学与社会,2018,31(10)：70－73.

［152］姜素芳,茅莺对,卢子木．基于PEST的网络餐饮食品安全现状及
监管对策［J］．中国食物与营养,2018,24(7)：29－33.

［153］张九玲．浅谈网络订餐食品安全监管［J］．现代食品,2018(9)：
64－66.

［154］杨思戊．网络订餐食品安全监管研究［D］．郑州:郑州大

学,2017.

[155]贺娴.网络订餐食品安全监管研究[D].武汉:华中科技大学,2017.

[156]苏鑫佳.网络订餐行业食品安全政府监管研究[D].上海:华东师范大学,2017.

[157]万龙江.网络订餐食品安全风险形成及监管研究[D].郑州:郑州大学,2017.

[158]钟雅祯.网络订餐食品安全监管机制研究[D].厦门:厦门大学,2019.

[159]尹彬.协同治理下互联网外卖食品安全监管机制优化研究[D].成都:电子科技大学,2019.

[160]Eikn,Bakouri H,Bassir F,et al. Food hygiene assessment in catering establishments in hay hassani district – casablanca[J]. The Pan African Medical Journal,2016,24:335.

[161]Oliveira Vidal Junior P,Rios Menezes A C,Pereira de Souza L M,Gil Guimarães A,Vieira Cardoso R de C. Trade and safety issues of raw beef from the countryside of bahia state,brazil[J]. Journal of Public Health Research,2020,9(3):337 – 334.

[162]GarcíaDíez Juan,Gonçalves Carla,Grispoldi Luca,et al. Determining food stability to achieve food security [J]. Sustainability, 2021, 13 (13): 12 – 18.

[163]Alrobaish W S,Vlerick P,Luning P A,et al. Food safety governance in saudi arabia:Challenges in control of imported food[J]. Journal of Food Science (John Wiley & Sons,Inc),2021,86(1):16 – 30.

[164]Adeyeye SAO. Safety Issues in traditional west african foods:A critical review[J]. Journal of Culinary Science & Technology,2017,15(2):101 – 125.

[165]Li Li,Ming Zhang,Wei Chen. Gold nanoparticle – based colorimetric and electrochemical sensors for the detection of illegal food additives[J]. Journal

of Food & Drug Analysis,2020,28(4):641 −653.

[166]Zhang Y Y,Zheng Q,Wang H. Challenges and opportunities facing the Chinese economy in the new decade: Epidemics,food,labor,E − Commerce, and trade[J]. Chinese Economy,February,2021:1 − 3.

[167]DiPietro R B. ,Harris K,Jin D. Employed in the food service industry: likelihood of intervention with food safety threats[J]. International Hospitality Review,2020,34(2):243 −262.

[168]Koufteros X,Lu G. Food Supply Chain Safety and Security: A Concern of Global Importance[J]. Journal of Marketing Channels,2017,24(3/4): 111 − 114.

[169]Zhao L,Wang C,Gu H,Yue C. Market incentive,government regulation and the behavior of pesticide application of vegetable farmers in China [J]. Food Control,2018,85:308 −317.

[170]Ma L,Chen H,Yan H. Food safety knowledge,attitudes,and behavior of street food vendors and consumers in Handan,a third tier city in China[J]. BMC Public Health,2019,(19):1128.

[171]De Lima DP,Medeiros CO,Dardin FD,Stangarlin FL. Implementation of good hygiene practices in food trucks with and without the intervention of a food safety expert[J]. Journal of Food Safety,2019,39(3):15 −24.

[172]Rodríguez − González M − M,Marauri − Castillo I,Armentia Vizuete I,Marín − Murillo F. Comunicación de crisis y seguridad alimentaria. Caso listeriosis en la carne mechada[J]. El Profesional de la Información,2020,29(6): 1 −18.

[173]Brown L. Using Data to Improve Practice: Looking Back on 20 Years of Restaurant Food Safety Research[J]. Journal of Environmental Health,2021, 83(7):40 −42.

[174]Xue Y,Geng X,Kiprop E,Hong M. How Do Spillover Effects Influence the Food Safety Strategies of Companies? New Orientation of Regulations for Food Safety[J]. Foods (Basel,Switzerland),2021,10(2).

[175] Garayoa R, Abundancia C, Díez – Leturia M, Vitas AI. Essential tools for food safety surveillance in catering services: On – site inspections and control of high risk cross – contamination surfaces[J]. Food Control, 2017, 75: 48 – 54.

[176] Disanto C, Celano G, Dambrosio A, et al. Food safety in collective catering: knowledge, attitudes and correct application of GHP/GMP knowledge among foodservice workers[J]. Italian Journal of Food Safety, 2020, 9(4): 201 – 205.

[177] Czarniecka – Skubina E, Trafiałek J, Wiatrowski M, Głuchowski A. An Evaluation of the Hygiene Practices of European Street Food Vendors and a Preliminary Estimation of Food Safety for Consumers, Conducted in Paris[J]. Journal of food protection, 2018, 81(10): 1614 – 1621.

[178] Impraim EC, Osae – Akonnor P, Akrofi – Ansah H, Nyantakyi EK. Evaluation of Food Safety and Hygienic Practices in the Tourism Industry: A Case Study of Some Selected Restaurants in the Kumasi Metropolis, Ghana[J]. International Journal of Hospitality & Tourism Systems, 2018, 11(2): 34 – 46. Accessed April 17, 2021.

[179] Adane M, Teka B, Gismu Y, Halefom G, Ademe M. Food hygiene and safety measures among food handlers in street food shops and food establishments of Dessie town, Ethiopia: A community – based cross – sectional study[J]. PloS one, 2018, 13(5): e0196919.

[180] Jambrak A R, Vukušič T, Donsi F, Paniwnyk L, Djekic I. Three Pillars of Novel Nonthermal Food Technologies: Food Safety, Quality, and Environment[J]. Journal of Food Quality, 2018: 1 – 18.

[181] Toyokawa Y, Yagyu Y, Yamashiro R, Ninomiya K, Sakudo A. Roller conveyer system for the reduction of pesticides using non – thermal gas plasma – A potential food safety control measure? [J]. Food Control, 2018, 87: 211 – 217.

[182] Rossi A, Rossi G, Rosamilia A, Micheli MR. Official controls on food safety: Competent Authority measures[J]. Italian journal of food safety, 2020, 9(2): 8607.

[183] Thames H T, Sukumaran A T. A Review of Salmonella and Campylobacter in Broiler Meat: Emerging Challenges and Food Safety Measures[J]. Foods (Basel, Switzerland),2020,9(6).

[184] Yang H, Yu S W, Chen F, Li N, Yang ZS. Nutrition and food safety in China: problems, countermeasures and prospects[J]. Chinese Journal of Preventive Medicine,2019,53(3):233-240.

[185] Hong L I. Advantages, Difficulties and Countermeasures of Farmers' Professional Cooperatives Guaranteeing the Quality and Safety of Agricultural Products[J]. Meteorological & Environmental Research,2020,11(1):27-33.

[186] Song Y-H, Yu H-Q, Lv W. Risk analysis of dairy safety incidents in China[J]. Food Control,2018,92:63-71.

[187] Song C, Guo C, Hunt K, Zhuang J. An Analysis of Public Opinions Regarding Take-Away Food Safety: A 2015-2018 Case Study on Sina Weibo [J]. Foods (Basel, Switzerland),2020,9(4).

[188] Lu Y, Ma M, Wang H, et al. An outbreak of norovirus-related acute gastroenteritis associated with delivery food in Guangzhou, southern China[J]. BMC Public Health,2020,20(1):1-7.

[189] Xiaoming Chuai, Chao Fan, Hui Chen. Food Safety Evaluation of On-line Take-out Food Service Enterprises[J]. Asian Agricultural Research,2018,10(8):5-8.

[190] Han Y, Cheng J, Tang Z, He Y, Lyu Y. Widespread occurrence of phthalates in popular take-out food containers from China and the implications for human exposure[J]. Journal of Cleaner Production,2021,290.

[191] Du F, Cai H, Zhang Q, Chen Q, Shi H. Microplastics in take-out food containers[J]. Journal of Hazardous Materials,2020,399:122969.

[192] Hu D-W, Liu C-X, Zhao H-B, Ren D-X, Zheng X-D, Chen W. Systematic study of the quality and safety of chilled pork from wet markets, supermarkets, and online markets in China[J]. Journal of Zhejiang University Science B,2019,20(1):95-104.

［193］Zhang J，Cai Z，Cheng M，Zhang H，Zhang H，Zhu Z. Association of Internet Use with Attitudes Toward Food Safety in China：A Cross – Sectional Study［J］. International Journal of Environmental Research and Public Health，2019，16（21）.

［194］Sha Y，Song X，Zhan J，Lu L，Zhang Q，Lu Y. Regional Character，Restaurant Size，and Food Safety Risk：Evidence from Food Safety Violation Data in Gansu Province，China［J］. Journal of Food Protection，2020，83（4）：677 – 685.

［195］Sankar J G S N. Customer perception about innovative safety food delivery during lockdown［J］. Journal of Contemporary Issues in Business & Government，2020，26（2）：657 – 660.

［196］Chen T，Ma B，Wang J. SIRS contagion model of food safety risk［J］. Journal of Food Safety，2018，38（1）：1.

［197］Yinghua S，Ningzhou S，Dan L，Lima S，Rocha Á. Evolutionary game and intelligent simulation of food safety information disclosure oriented to traceability system［J］. Journal of Intelligent & Fuzzy Systems，2018，35（3）：2657 – 2665.

［198］Luo J，Ma B，Zhao Y，Chen T. Evolution Model of Health Food Safety Risk Based on Prospect Theory［J］. Journal of Healthcare Engineering，2018，2018：8769563.

［199］Faour – Klingbeil D，C D Todd E. Prevention and Control of Food – borne Diseases in Middle – East North African Countries：Review of National Control Systems［J］. International Journal of Environmental Research and Public Health，2019，17（1）.

［200］Svrčinová P，Janout V. Comparison of official food safety control systems in member states of the European Union［J］. Central European Journal of Public Health，2018，26（4）：321 – 325.

［201］Soon J M，Saguy I S. Crowdsourcing：A new conceptual view for food safety and quality［J］. Trends in Food Science & Technology，2017，66：63 – 72.

［202］Misra N N,Yadav B,Roopesh M S,Jo C. Cold Plasma for Effective Fungal and Mycotoxin Control in Foods：Mechanisms,Inactivation Effects,and Applications［J］. Comprehensive Reviews in Food Science and Food Safety, 2019,18(1)：106 – 120.

［203］Aber H,Mulindwa J,Lung'aho M,et al. Hazard Analysis and Critical Control Point Plan for Hazards in Ugandan Amaranth Vegetable Value Chain［J］. African Journal of Food, Agriculture, Nutrition & Development,2019,19(2)： 14458 – 14482.

［204］Shen C,Wei M,Sheng Y. A bibliometric analysis of food safety governance research from 1999 to 2019［J］. Food Science & Nutrition,2021,9(4)： 2316 – 2334.

［205］Chen H,Liou B,Hsu K,Chen C,Chuang P. Implementation of food safety management systems that meets ISO 22000：2018 and HACCP：A case study of capsule biotechnology products of chaga mushroom［J］. Journal of Food Science(John Wiley & Sons,Inc),2021,86(1)：40 – 54.

［206］Xiong Y,Li W,Liu T. Risk Early Warning of Food Quality Safety in Meat Processing Industry［J］. International Journal of Environmental Research and Public Health,2020,17(18).

［207］Kharub M,Limon S,Sharma R K. The application of quality tools in effective implementation of HACCP［J］. International Journal of Quality & Reliability Management,2018,35(9)：1920 – 1940.

［208］J Hua,X Wang M. Kang H. Wang and F. Wang,Blockchain Based Provenance for Agricultural Products：A Distributed Platform with Duplicated and Shared Bookkeeping［C］,2018 IEEE Intelligent Vehicles Symposium(Ⅳ), Changshu,2018.

［209］Mohan T,"Improve food supply chain traceability using blockchain. Doctoral dissertation," The Pennsylvania State University(2018).［Online］. Available：https：// etda. libraries. psu. edu/ files/ final_submissions/ 16822.

［210］Bettín – Díaz R,Rojas A E,Mejía – Moncayo C. Methodological Approach to the Definition of a Blockchain System for the Food Industry Supply Chain Traceability[C]// International Conference on Computational Science and Its Applications. Springer, Cham, 2018.

[211]Lin Q, Wang H, Pei X, et al. Food safety traceability system based on blockchain and EPCIS[J]. IEEE Access, 2019(7), 20698 – 20707.

[212]Kamath R. Food Traceability on Blockchain: Walmart's Pork and Mango Pilots with IBM[J]. The Journal of British Blockchain Association, 2018, 1(1): 1 – 12.

[213]Bumblauskas D, Mann A, Dugan B, et al. A blockchain use case in food distribution: Do you know where your food has been? [J]. International Journal of Information Management, 2019, (52): 1 – 10.

[214]Liu B, Yu X L, Chen S, et al. Blockchain Based Data Integrity Service Framework for IoT Data[C]// IEEE International Conference on Web Services. IEEE, 2017.

[215]Eberhardt J, Tai S. On or Off the Blockchain? Insights on Off – Chaining Computation and Data[C]// European Conference on Service – Oriented and Cloud Computing. Springer, Cham, 2017.

[216]Tian F. An agri – food supply chain traceability system for China based on RFID & blockchain technology[C]// International Conference on Service Systems & Service Management. IEEE, 2016.

[217]M P Caro, M S Ali M. Vecchio and R. Giaffreda, "Blockchain – based traceability in Agri – Food supply chain management: A practical implementation [C]//2018 IoT Vertical and Topical Summit on Agriculture – Tuscany (IOT Tuscany), Tuscany, 2018, 1 – 4.

[218]Salah K, Nizamuddin N, Jayaraman R, et al. Blockchain – based Soybean Traceability in Agricultural Supply Chain[J]. IEEE Access, 2019, (7): 73295 – 73305.

索　引